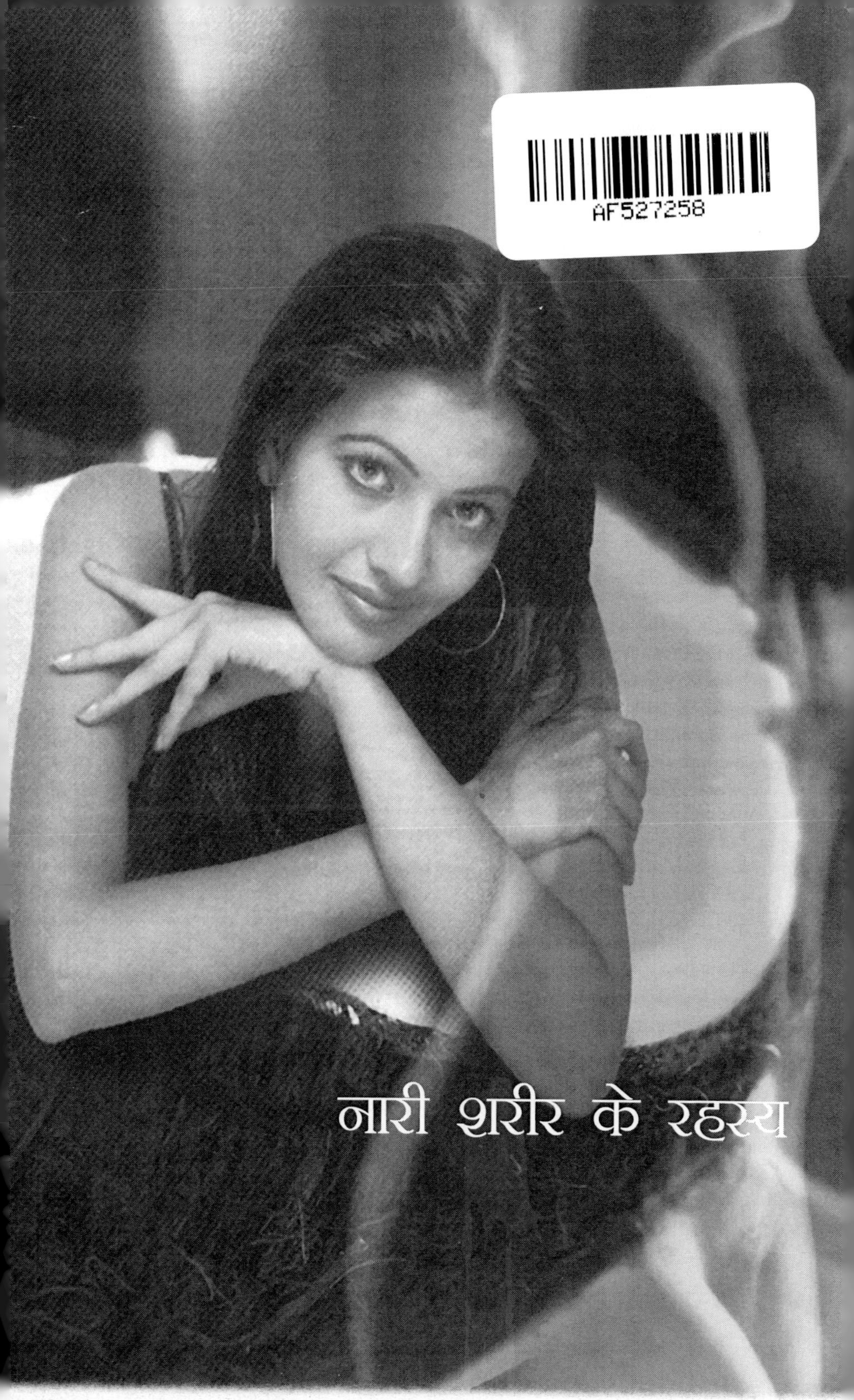

नारी शरीर के रहस्य

डॉ. यतीश अग्रवाल एवं डॉ. रेखा अग्रवाल की प्रमुख कृतियां

- डागडर बाबू
- मन की दुनिया
- 365 स्वास्थ्य मंत्र
- जटिल रोग सरल उपचार
- रोग नीरोग
- सबके लिए स्वास्थ्य
- स्वस्थ खाएं तनमन जगाएं
- नारी स्वास्थ्य और सौंदर्य
- खिले मातृतव गूंजें किलकारियां
- नेत्र रोग
- दांपत्य विज्ञान
- डायबिटीज के साथ जीने की राह
- स्वस्थ हृदय : देखरेख और उपचार
- ब्लड प्रेशर : जितना संयत उतना स्वस्थ
- कोरोनरी धमनी हृदय रोग
- डायबिटीज के साथ स्वस्थ जीवन
- दवाएं और हम
- प्यार के मोती (एड्स पर केंद्रित)
- हृदय रोग से कैंसर तक

बाल साहित्य

- फर्स्ट एड
- रक्त की कहानी
- चिकित्सा विज्ञान की कहानियां
- शल्यचिकित्सा की कहानी
- नारी शरीर के रहस्य
- खलिफा की पगड़ी

अंग्रेजी में

- मेजिक मंत्रज़ टू अ पैन-फ्री यूथफूल बैक
- द वर्ल्ड विदिन
- द स्टोरी ऑफ ब्लड
- हार्ट केयर
- बॉडी टॉक
- आल अबाउट हेविंग अ बेबी
- हार्ट टॉक
- मेनेजिंग डायबिटीज : हाओ मच शूगर इज टू मच
- हाई ब्लड प्रेशर : टेम द स्टेल्थ किलर
- द डेली ब्रेड
- द मेडिसन चेस्ट

नारी शरीर के रहस्य

रेखा अग्रवाल

डॉ. यतीश अग्रवाल

आवरण व चित्र संयोजन

अभिमन्यु सिन्हा

राजकमल प्रकाशन

ISBN : 978-81-267-1826-9

पहला संस्करण : 2006
चौथा संस्करण : 2022

कला-पक्ष : तापस सरकार
रूप-सज्जा : नरेश शर्मा

मूल्य : ₹75

प्रकाशक
राजकमल प्रकाशन प्रा. लि.
1-बी, नेताजी सुभाष मार्ग, दरियागंज
नई दिल्ली–110 002

शाखाएँ : अशोक राजपथ, साइंस कॉलेज के सामने, पटना–800 006
पहली मंजिल, दरबारी बिल्डिंग, महात्मा गांधी मार्ग, प्रयागराज–211 001
36-ए, शेक्सपियर सरणी, कोलकाता–700 017

वेबसाइट : www.rajkamalprakashan.com
ई-मेल : info@rajkamalprakashan.com

मुद्रक
बी.के. ऑफसेट
नवीन शाहदरा, दिल्ली-110 032

NAARI SHAREER KE RAHASYA
by Rekha Agarwal & Dr. Yatish Agarwal

अनुक्रम

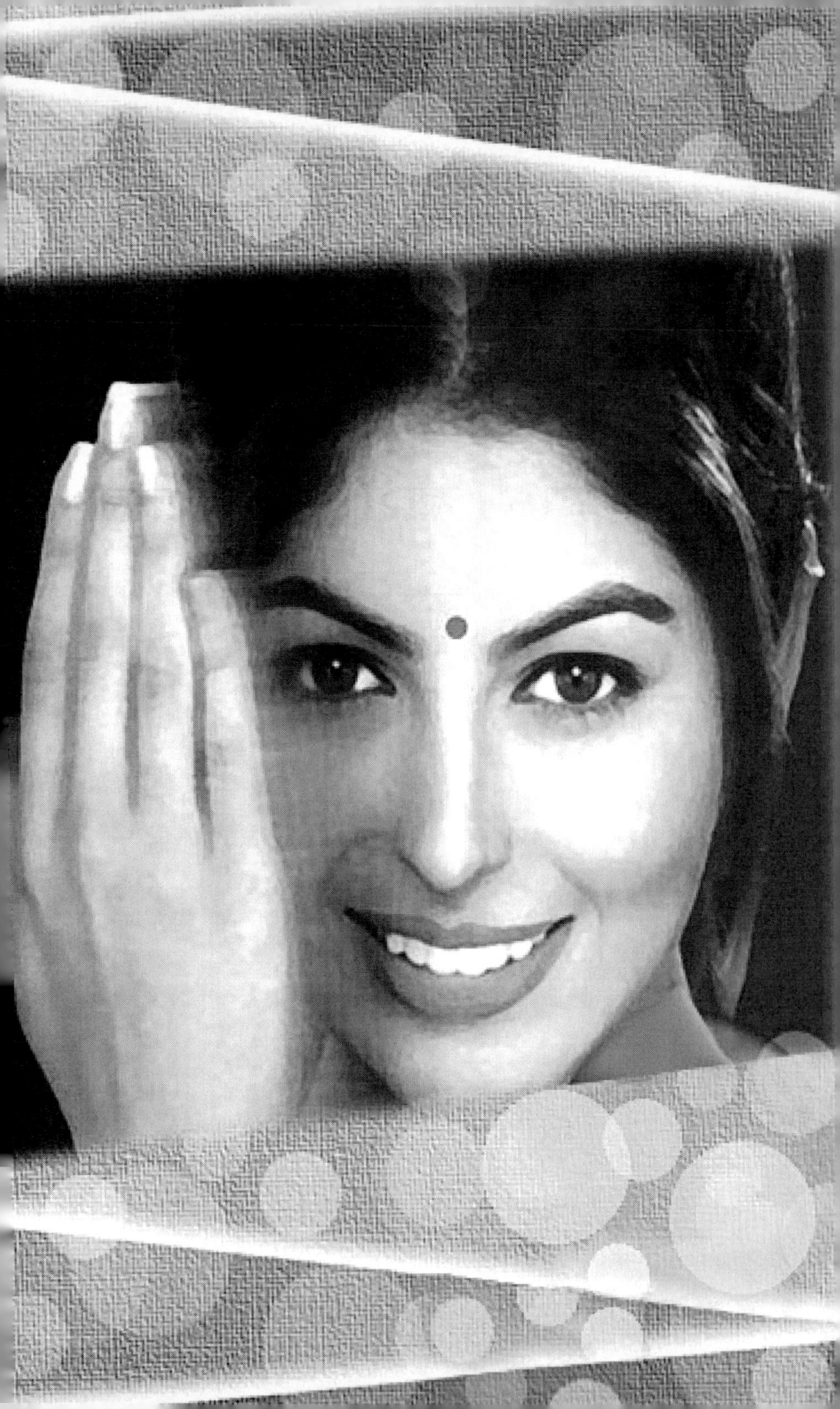

1
नारी देह की रचना

कुदरत की लीला निराली है। मानव और मानवी को रचते समय प्राक् युग में उसने एक नया प्रयोग किया। प्राणी जगत में उसने अब तक नर को ही अधिक सुन्दर और बलशाली बनाया था, पर मानवी को गढ़ते समय उसने इस नियम को बिसरा दिया। उसने उसे रूपसी बना डाला ! उसके गठन में उसने रेखाओं का जो सुन्दर और मनमोहक विन्यास किया उससे सुमधुर संगीत प्रतिध्वनित हो उठा। यह सात्विक सौन्दर्य नारी के मातृ-रूप में और भी प्रखर हो खिल उठता है। वस्तुतः शारीरिक बनावट की दृष्टि से स्त्री और पुरुष के बीच सबसे बड़ा भेद प्रजनन अंगों का ही है। प्रकृति से मिले इन विशेष अवयवों के कारण ही स्त्री माँ बनने का अपार सुख हासिल करती है और मानव-वंश की वृद्धि कर पाती है।

धरती पर जीवन की बुनियाद रखते हुए प्रकृति ने एक अद्‌भुत खेल रचा। जब बहुकोशिकीय प्राणियों की रचना हुई तो उसने उनके दो अलग-अलग रूप कर दिए : नर

और मादा। यह प्रयोग प्रकृति की सृजनात्मकता और दूरदर्शिता का अपूर्व मेल था जिससे प्राणियों में जीने की ललक प्रबल हुई और सन्तति की सनातन जरूरत पूरी हुई। प्रकृति ने मानो एक ही तीर से दो निशाने साध लिये : एक तरफ उसने सृष्टि-चक्र को कायम रखने का आधार खोज लिया और दूसरी तरफ प्राणियों में प्रेम का बीज अंकुरित

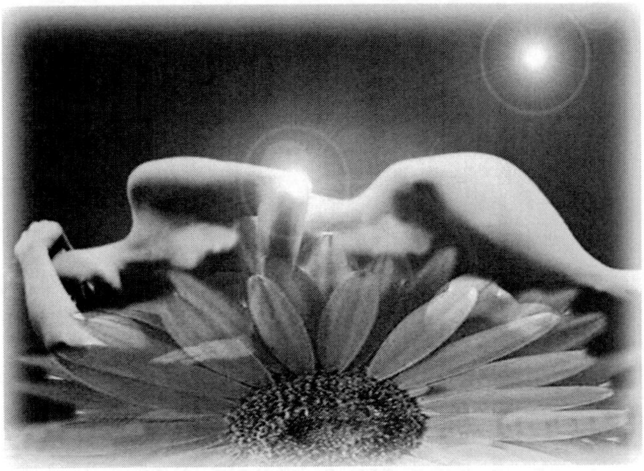

कर जीवन में सरसता भर दी।

प्राक् युग में जब मनुष्य-जीवन का उदय हुआ तब सृष्टि के नियन्ता ने उसे भी इसी रूप में रचना उपयुक्त समझा। स्त्री और पुरुष का परस्पर पूरक रूप उसकी सृजनशीलता का सबसे खूबसूरत सरंजाम है।

मानव और मानवी को रचते समय उसने फिर से एक नया प्रयोग किया। प्राणी जगत में अब तक वह नर को

ही अधिक सुन्दर और बलशाली बनाता आया था, पर मानवी को गढ़ते समय उसने इस नियम को बिसरा दिया। उसने उसे रूपसी बना डाला—उसके गठन में उसने रेखाओं का जो सुन्दर व मनमोहक विन्यास किया उससे सुमधुर संगीत प्रतिध्वनित हो उठा। नर की सहकारिणी होकर भी वह वामा कहलाने की हकदार हो गई। 'वामा' शब्द वास्तव में, उसकी सुन्दरता का ही बोधक है।

यह सात्विक सौन्दर्य उसके मातृ-रूप में और भी प्रखर होकर खिल उठता है। मातृ-सुख में नारी की प्राकृतिक सृजनात्मकता जैसे सम्पूर्णता पाती है। मोनियर विलियम्स के मतानुसार स्त्री शब्द की व्युत्पत्ति 'सोत्रि' से हुई है जो सम्भवतया नारी की संतान धारण करने की क्षमता का द्योतक है।

भारतीय संस्कृति में माँ को 'अम्बा' भी कहा गया है। अम्बा शब्द की व्युत्पत्ति 'अम्ब' धातु से हुई है और अम्ब का अर्थ गर्भाशय है। अंग्रेजी का 'वूम' शब्द भी अम्ब से ही रचा गया है। अतएव जिसकी श्रोणी में गर्भाशय वास करता हो, वही अम्बा कहलाने की हकदार है।

वस्तुतः शारीरिक बनावट की दृष्टि से स्त्री और पुरुष के बीच सबसे बड़ा भेद प्रजनन-अंगों का है। प्रकृति से मिले इन विशेष अवयवों के कारण ही स्त्री माँ बनने का अपार सुख हासिल करती है और मानव-वंश की वृद्धि कर

पाती है।

पर नारीत्व और मातृत्व का सुख देनेवाले ये अवयव उसे समय-समय पर कष्ट भी देते हैं। शरीर के अन्य अंगों के समान उनमें भी तरह-तरह की व्याधियाँ और विकार पैदा हो सकते हैं। उनके प्रति जागरूक रहना, बचाव के लिए यथासम्भव प्रयास करना और कोई व्याधि हो जाने पर सहज रहकर तत्परता से इलाज कराना हर स्त्री का धर्म है। सिर्फ इसलिए कि मर्ज प्रजनन-अंगों का है, उसे छिपाते रहना और डॉक्टर के पास जाने में शर्म करते रहना बिल्कुल गलत है। इससे मर्ज को बढ़ने का मौका मिलता है और वह गम्भीर होता चला जाता है।

यह नितान्त शोचनीय है कि वर्तमान वैज्ञानिक युग में भी भारतीय समाज में जीवन की बिल्कुल मौलिक क्रियाओं के प्रति दकियानूसी और दुराव-छिपाव का वातावरण बना हुआ है। ऐसे परिवेश में पली-बढ़ी बच्चियाँ अपना समूचा स्त्री-जीवन शर्म और हया के नाम पर होम कर देती हैं। जीवन-क्रिया के अन्तरंग पक्ष तथा जननेन्द्रियों से जुड़े तमाम सवाल उनके लिए ताउम्र या तो पराये बने रहते हैं या रूढ़िवादी अंधविश्वासों की काली कोठरी में कैद होकर रह जाते हैं। इस अंधकूप से छुटकारा पाने के लिए समाज को अपनी सोच और नजरिए की गहरी जाँच-पड़ताल करनी होगी; स्वस्थ वैज्ञानिक सोच का विकास और

खुलापन ही उसके लिए नया रास्ता रौशन कर सकता है।

हर स्त्री के लिए आवश्यक है कि वह अपनी भीतरी बनावट के बारे में जानकारी रखे; उसे मालूम हो कि उसके भीतर दुनिया का सबसे अद्भुत रचना-संसार छुपा हुआ है, जिसका हर छोटा-बड़ा अंग आपस में मिलकर उसके नारीत्व को प्रफुल्लित करता है। पुरुष के लिए भी यह ज्ञान बोधकर है; इससे वह अपनी संगिनी के तन-मन की भाषा पढ़ सकता है।

स्त्री-जननेन्द्रियों की व्याख्या करते हुए शरीर-विज्ञानियों ने उन्हें दो उपखंडों में विभक्त किया है : बाहरी जननांग और भीतरी जननांग। बाहरी जननांग प्रजनन-प्रणाली के वे अंग-उपांग हैं जो बाहर से प्रत्यक्ष दिखाई देते हैं। इन्हें कामेन्द्रियाँ भी कहा गया है। उनके भीतर छिपे बड़े और छोटे भगोष्ठ (लेबिया मेजरा और माइनरा), भगनासा (कलाइटोरिस), योनिछिद्र (वेजाइनल ओपनिंग), कौमार्यावस्था तक उसे ढककर रखनेवाली झिल्ली—योनिच्छद (हाइमन), और बार्थोलीन ग्रन्थियाँ कामेन्द्रियाँ हैं। इस समूचे क्षेत्र का ही नाम भग (वल्वा) है। इसी क्षेत्र में योनिछिद्र के आधा इंच ऊपर मूत्रछिद्र स्थित होता है। स्तनों की गणना भी बाह्य जननांगों में की जाती है।

योनिमार्ग (वेजाइना), गर्भाशय (यूटरस), डिम्बवाही नलियाँ (फैलोपियन ट्यूब्स) और डिम्बग्रन्थियाँ (ओवरीज)

स्त्री के भीतरी जननांग हैं और इनके ही मिल-जुलकर कार्य करने से वह संतान का सुख प्राप्त कर पाती है।

बाहरी और भीतरी जननांगों की बनावट की जानकारी प्राप्त करना न तो कामुकता है, न शर्म का विषय कि उस

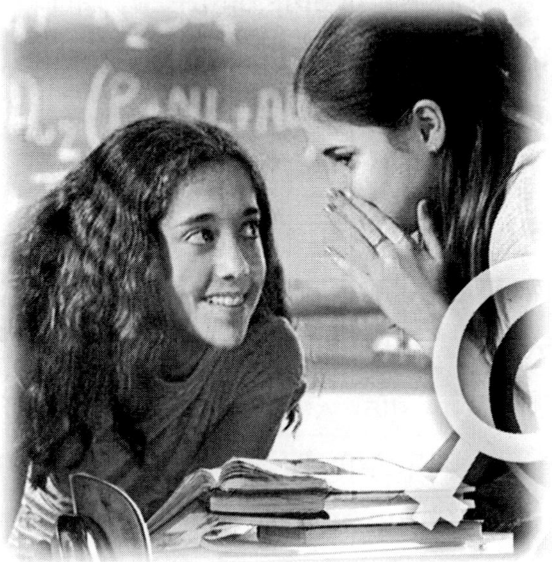

पर पर्दा डाला जाए।

बाह्य जननेन्द्रियों में सबसे प्रकट उपांग भगोष्ठ है। दाएँ और बाएँ दोनों तरफ के बड़े भगोष्ठ बनावट में होंठ के समान दिखते हैं और भग के समूचे क्षेत्र को ढाँपे रखते हैं। इनमें चर्बी की तह होती है जिससे ये मोटे दिखाई देते हैं। उनमें यह चर्बी यौवनोदय के साथ आती है और रजोनिवृत्ति तक बनी रहती है। यौवन में पाँव रखते ही उनकी बाहरी

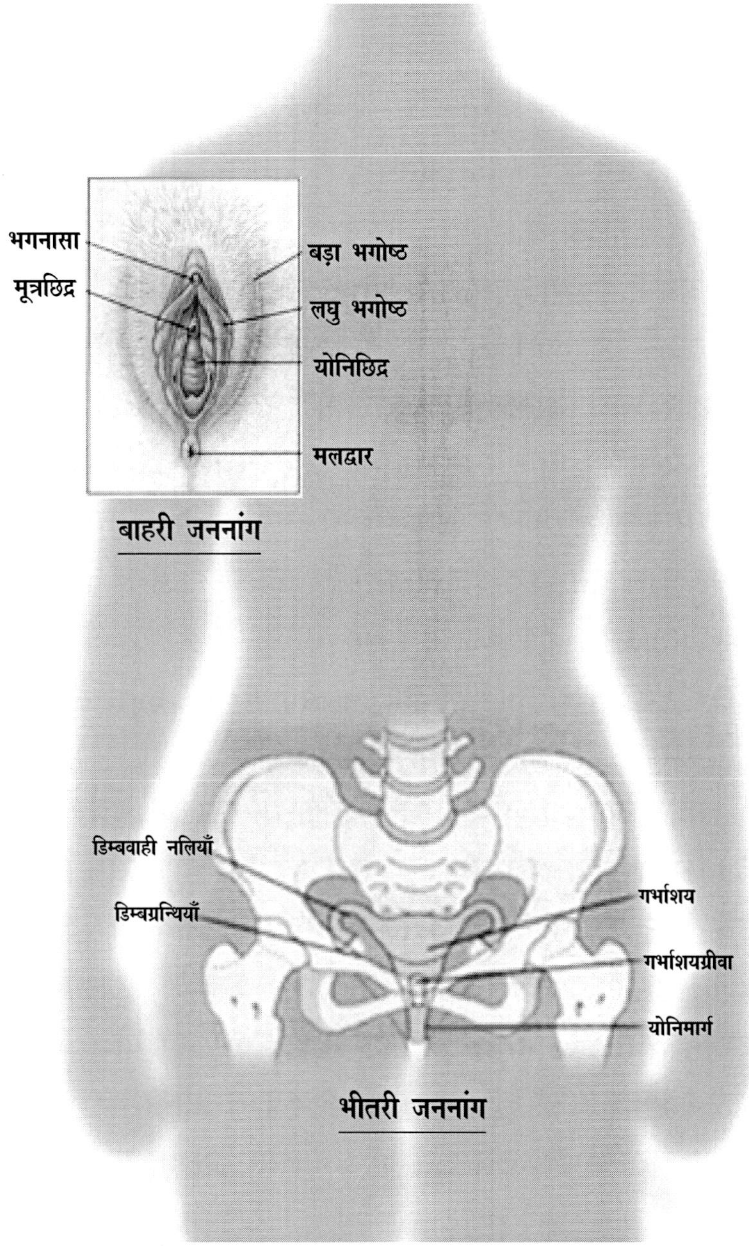
भगनासा
बड़ा भगोष्ठ
मूत्रछिद्र
लघु भगोष्ठ
योनिछिद्र
मलद्वार
बाहरी जननांग
डिम्बवाही नलियाँ
डिम्बग्रन्थियाँ
गर्भाशय
गर्भाशयग्रीवा
योनिमार्ग
भीतरी जननांग

सतह पर और आसपास के क्षेत्र में बाल भी उग आते हैं। बड़े भगोष्ठों की भीतरी सतह पर बाल नहीं आते और वह बाहरी सतह की तुलना में अधिक मुलायम, नम और गुलाबी होती है।

बड़े भगोष्ठों के भीतर और ठीक नीचे लघु भगोष्ठ होते हैं। अपनी ऊपरी सीमा पर आपस में मिलकर ये भगनासा को ढकने का काम करते हैं और नीचे की तरफ योनिछिद्र से और नीचे जाकर एक-दूसरे से मिल जाते हैं। उनकी संवेदनशीलता और स्पर्श-चेतना बहुत प्रबल होती है।

भगनासा मूत्रछिद्र से लगभग एक इंच ऊपर, लघु भगोष्ठों से बने त्वचा के आवरण से ढकी हुई, मटर के दाने जितनी, उभरी हुई घुंडी है। यह स्पंजनुमा कोष्ठों से बनी हुई है। इसमें चेतनाशील नाड़ियों की भरमार होती है, जो इसे चरम संवेदनशील बनाती हैं।

योनिछिद्र को ढाँपनेवाली पतली-सी झिल्ली योनिच्छद है। कन्या के कुँवारी बने रहने तक सामान्यतया उसमें सिर्फ एक छोटा-सा छेद होता है जिससे मासिक स्राव या रज के दर्शन होते हैं। यह छिद्र हर कन्या में शुरू से ही अलग-अलग व्यास का होता है। कुछ में यह सुई की नोक जैसा महीन होता है तो कुछ में नैसर्गिक रूप से इतना बड़ा और खुला होता है कि उसमें से दो उँगलियाँ तक गुजर सकती हैं।

यह सोच सरासर गलत है कि योनिच्छद का अक्षत होना ही अक्षत योनि का प्रमाण है। कुछ लड़कियों का योनिच्छद इतना कोमल होता है कि वह साधारण खेलकूद में ही फट जाता है। मासिक धर्म के दिनों में स्राव सोखने के लिए इंटरनल सेनिटरी टेम्पून रखने से भी वह भंग हो सकता है। समाज में यह सोच भी बहुत आम है कि नववधू के अक्षत योनि होने पर प्रथम मिलन के समय योनिच्छद से हल्का रक्त-स्राव जरूर होता है। ऐसी गलत-सलत कसौटियाँ मन में बनाए रखना ठीक नहीं है। इनके कारण वैवाहिक जीवन में प्रवेश करते ही पति-पत्नी का जीवन बेवजह नारकीय बन जाता है और अबोध नववधू पति द्वारा अकारण ही संदेह के कठघरे में खड़ी कर दी जाती है।

कुछ युवतियों में योनिच्छद बहुत सख्त होता है, जिससे प्रथम सहवास में काफी कठिनाई उपस्थित होती है। ऐसे में स्त्री-विशेषज्ञ के पास जाकर उसे छोटे से ऑपरेशन द्वारा हटवाने की जरूरत पड़ सकती है।

साधारणतया योनिच्छद प्रथम संभोग के समय अपने आप आसानी से फट जाता है। उससे उस समय हल्का-सा रक्त-स्राव होना सामान्य है, लेकिन इक्का-दुक्का मामलों में यह रक्त-स्राव इतना तेज होता है कि तुरंत डॉक्टरी मदद लेनी पड़ती है।

दो भगोष्ठों के भीतरी और निचले भाग में बार्थोलीन

ग्रन्थियाँ स्थित होती हैं। ये व्यास में आधा इंच से भी कुछ छोटी होती हैं। दोनों बार्थोलीन ग्रन्थियों से एक-एक इंच लम्बी नलिकाएँ निकलती हैं, जो योनिछिद्र के ठीक पास खुलती हैं। आमतौर से बार्थोलीन ग्रन्थियाँ टटोलने से महसूस नहीं की जा सकतीं। ये तभी पकड़ में आती हैं जब इनमें सूजन होती है। इन ग्रन्थियों का काम योनि में स्निग्धता पैदा करना है।

योनिछिद्र योनि का द्वार है। यह मूत्रछिद्र से नीचे, लघु भगोष्ठों के भीतरी किनारों के बीचोबीच बना होता है। इसका व्यास मूत्रछिद्र से काफी बड़ा होता है।

भगमुख से गर्भाशय तक फैली योनि बहुत कुछ एक गुफा के समान है, जिसका नीचे का हिस्सा संकीर्ण और ऊपर की तरफ जानेवाला हिस्सा फैला हुआ होता है। साधारणतया इसकी कुल लम्बाई साढ़े तीन-चार इंच की होती है। शारीरिक लम्बाई का इस पर कोई प्रभाव नहीं पड़ता।

प्रथम प्रसव से पूर्व तक योनि की दीवारों में कुदरतन ही कई आड़े-तिरछे बट मौजूद होते हैं। इन बटों के खुलने से ही योनि प्रसव के समय फैल पाती है। योनि की दीवारों का लचीलापन सचमुच कितना आश्चर्यजनक है कि शिशु के जन्म के समय पूरी तरह फैलने के बाद वे तुरंत सिकुड़कर अपने पूर्व आकार में लौट आती हैं।

योनि की भीतरी सतह खपरेदार उपकला से बनी होती है, जो बहुत कोमल तथा गुलाबी रंग की होती है। गौरतलब है कि योनि के किसी भी हिस्से में कहीं कोई ग्रन्थि नहीं खुलती। नतीजतन किसी भी स्वस्थ स्त्री की योनि में स्राव की मात्रा सामान्यतया थोड़ी ही होती है। यह स्राव गर्भाशय के मुँह से आई श्लेष्मा और योनि की सतह से टूटी कोशिकाओं से बनता है। देखने में यह किसी जमे हुए पदार्थ की तरह नजर आता है और इसका रंग सफेद होता है। लेक्टिक एसिड की मौजूदगी इसे अम्लीय बनाए रखती है, जिससे योनि में रोगाणु आसानी से पैठ नहीं कर पाते।

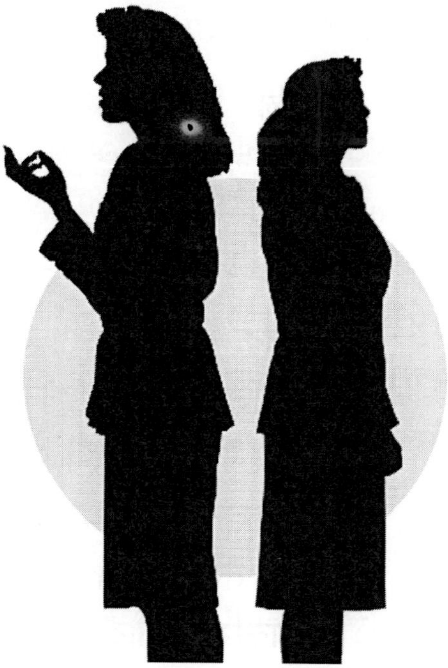

लेकिन रजोनिवृत्ति के बाद और यौवनोदय से पूर्व इस्ट्रोजेन न मिलने के कारण योनि में लेक्टिक एसिड नहीं बनता और वह अम्लीय न होकर क्षारीय होती है, लिहाजा उसमें रोगाणु आसानी से डट सकते हैं।

गर्भाशय का आकार नाशपाती की तरह होता है। वह लगभग साढ़े तीन इंच लम्बा, ढाई इंच चौड़ा और डेढ़ इंच मोटा होता है। बनावट और कामकाज के हिसाब से वह दो हिस्सों में बँटा है—गर्भाशय-ग्रीवा (सरविक्स) और गर्भाशय-शरीर (बॉडी ऑफ द यूटरस)। गर्भाशयग्रीवा गर्भाशय का निचला सँकरा भाग है जो योनि के ऊपरी और पिछले भाग में खुलता है। उसका भीतरी हिस्सा खोखला होता है और उसमें एक सँकरी सुरंग बनी होती है। यह ऊपर की तरफ फैलकर गर्भाशयशरीर में गुहा में तब्दील हो जाती है।

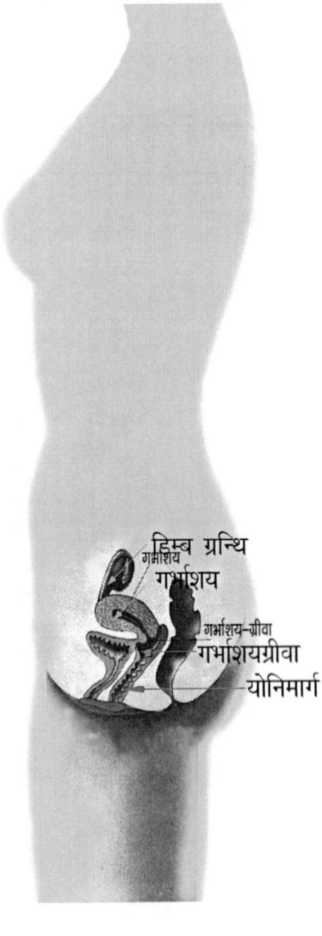

गर्भाशय श्रोणीगुहा (पेल्विस) के बीचोबीच स्थित होता है

और सामान्यतया आगे की तरफ झुका रहता है। उसके आगे मूत्राशय और पीछे की तरफ आँतें होती हैं।

गर्भाशय की अन्दरूनी सतह खास किस्म के ऊतक से बनी होती है, जिसकी मोटाई मासिक-चक्र के दिनों के हिसाब से नित्य बदलती रहती है। इसका नियंत्रण शरीर में बननेवाले सेक्स हार्मोन करते हैं।

लगभग हर 28 दिन बाद मासिक-चक्र पूरा होने पर गर्भाशय की अन्दरूनी सतह नष्ट होकर गिरने लगती है। यह रक्त-मिश्रित उतरन ही मासिक-स्राव के रूप में दृष्टिगत होती है। साधारणतया यह मासिक-स्राव 3 से 5 दिन तक जारी रहता है और इसकी कुल मात्रा 50 मिलीलीटर से 200 मिलीलीटर होती है। इसमें गर्भाशय की ऊत्तकीय

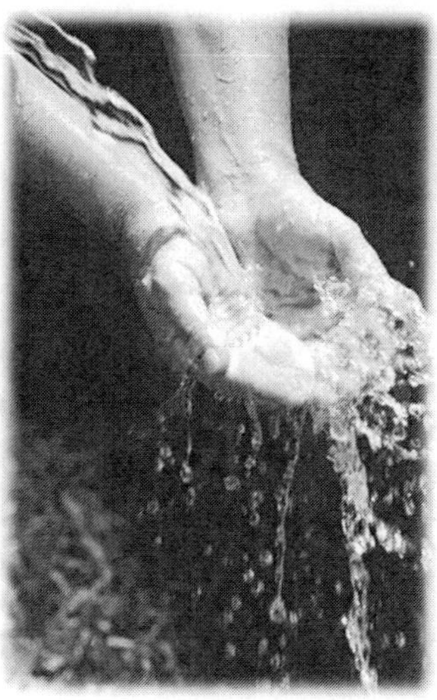

उतरन और खून मिला रहता है। यह खून साधारणतया अपने से जमता नहीं है। इसमें खून के टुकड़े तभी नजर आते हैं जब मासिक-स्राव की मात्रा भारी होती है।

मासिक-स्राव की असामान्यताएँ कई कारणों से पैदा हो सकती हैं। प्रायः उनका सम्बन्ध किसी भीतरी विकार से होता है। इसकी बाबत इतनी समझ और जानकारी अवश्य होनी चाहिए कि कब डॉक्टर के पास जाना जरूरी है।

डिम्बवाही नलियाँ गर्भाशय के ऊपरी भाग के दोनों कोनों से शुरू होती हैं। उनका व्यास एक-तिहाई इंच से भी कम होता है और लम्बाई तकरीबन चार इंच होती है। ये नलियाँ भीतर-ही-भीतर गर्भाशय की गुहा से जुड़ी रहती हैं, लेकिन इनका बाहरी सिरा बिल्कुल स्वतन्त्र होता है और यह श्रोणीगुहा में डिम्ब-ग्रन्थि के पास खुलता है। पका हुआ डिम्ब इसी छोर से उसमें प्रवेश पाता है और फिर अपनी यात्रा जारी रखता है।

डिम्ब-ग्रन्थि आकार और नाप में बादाम जैसी होती है। सामान्यतया यह श्रोणीगुहा में ही रहती है—एक गर्भाशय के दाईं तरफ और दूसरी गर्भाशय के बाईं तरफ। प्रत्येक डिम्ब-ग्रन्थि में अपरिपक्व डिम्बों की तादाद कई हजार होती है। नवजात बच्ची में यह तादाद 2,00,000 से 7,00,000 तक नापी गई है, लेकिन उम्र बढ़ने के साथ यह स्वतः कम होती जाती है। यौवनोदय के बाद इन्हीं में से

एक या अधिक डिम्ब हर माह पककर तैयार होता है और मासिक-चक्र के मध्य में डिम्ब-ग्रन्थि से छूटकर डिम्बवाही नली में पहुँच जाता है। वहाँ उसकी मुलाकात यदि पुरुष-शुक्राणुओं से हो जाए, तो कोई एक शुक्राणु उसे बींधकर उसमें नए जीवन का अंकुर बीज देता है। यह संसेचित डिम्ब सरकता हुआ अगले 5 से 8 दिनों में गर्भाशय में पहुँच जाता है और उसकी दीवार से चिमटकर अपना नीड़ बनाता है तथा बढ़ने लगता है। यही बढ़ते-बढ़ते लगभग 280 दिनों में शिशु का रूप ले लेता है। हर बच्चा इसी तरह जन्म पाता है।

यौवनोदय से लेकर रजोनिवृत्ति तक प्रत्येक स्वस्थ स्त्री का शरीर हर माह नए जीवन का अंकुर बीजने की पूरी तैयारी करता है। इससे साफ पता चलता है कि कुदरत ने संतान को कितनी महत्ता दी है। कोई इसे कुदरत का अपव्यय भी कह सकता है !

लेकिन कुदरत की लीलाएँ निराली हैं। उसने इस चक्र में ही नारीत्व के कई सूत्र पिरो दिए हैं। नारी का स्वभावगत छवि-सौन्दर्य—उसके अवयवों की सुन्दर कोमलता, दैहिक विन्यास की मधुमयता का इससे अटूट सम्बन्ध है। कैसे ? यह हम आगे जानेंगे।

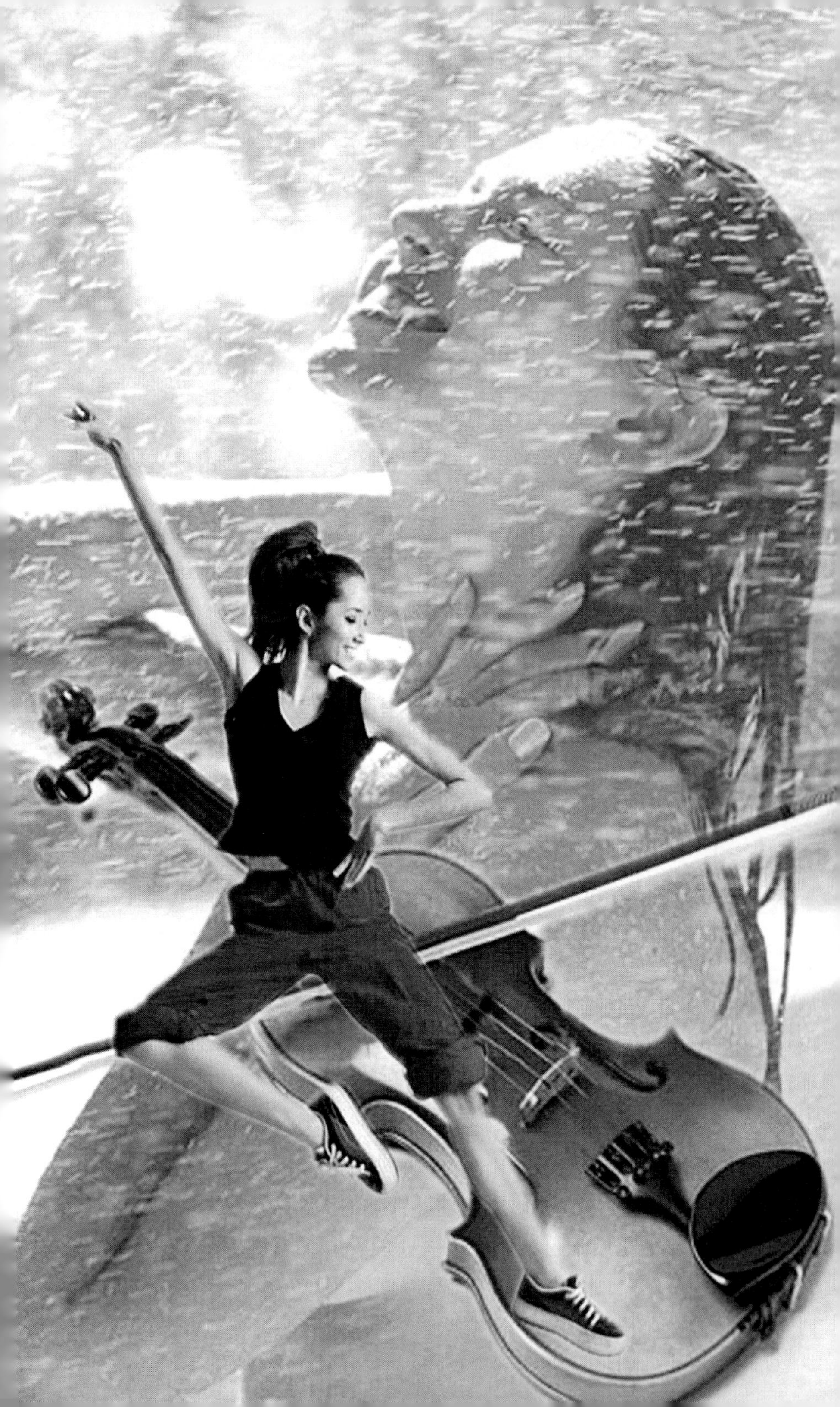

2

तन के भीतर का राग

सौन्दर्य और स्वास्थ्य के सूत्र स्त्री की देह की आन्तरिक लय-ताल से सीधे जुड़े हुए हैं। चन्द्र मास के साथ उसका तन और मन भी स्वतः हिलोरें लेता है। इसी से उसके भीतर मासिक-चक्र के अहम तंत्र की रचना होती है। इस चक्र से गुजर कर ही उसका शरीर हर माह शुरू होता है और संतति धारण के लिए तैयार होता है। बाल्यपन की दहलीज लाँघ जैसे ही वह किशोर अवस्था में पाँव रखती है उसका भीतरी संसार इस लयबद्ध चक्र से गुजरने लगता है। इसके बाद जब तक वह माँ बनने के दायित्व से मुक्त नहीं होती यह चक्र अपनी उसी तरन्नुम के साथ हर माह उसे अपने स्त्री होने का बोध कराता रहता है।

प्रकृति में अन्तर्निहित रागात्मकता की गूँज नारी के तन से भी सुन पड़ती है। चन्द्र मास के साथ उसका तन और मन भी स्वतः हिलोरें लेता है। हर माह उसका भीतरी संसार परिवर्तन के एक लयबद्ध चक्र से गुजरता है, जिसमें उसके

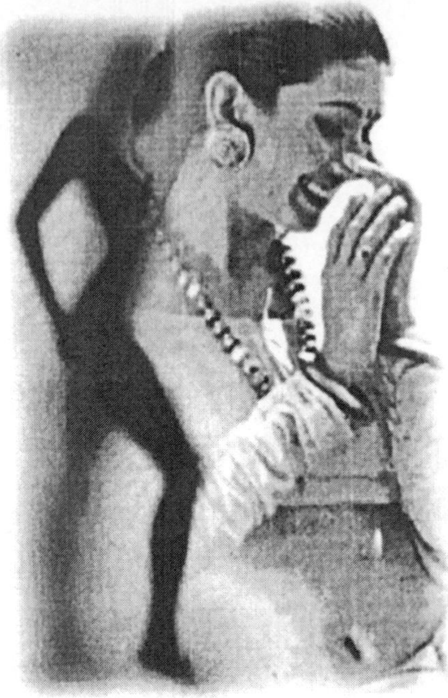

मस्तिष्क, जैव-रासायनिकी, मन और शरीर की सूक्ष्म एवं प्रकट सहभागिता साफ देखी जा सकती है। तरुण अवस्था से गुजरते हुए जैसे ही उसका शरीर सयाना होता है, यह मासिक-चक्र अपनी लय खोज लेता है और प्रायः उसी तरन्नुम के साथ रजोनिवृत्ति तक उसका साथ निभाता रहता है।

इसी चक्र के तहत वह अपनी प्रजनन योग्य आयु में हर माह ऋतुमती होती है और उसका शरीर हर बार फिर से संतान-सुख का बीज धारण करने की तैयारी में जुट जाता

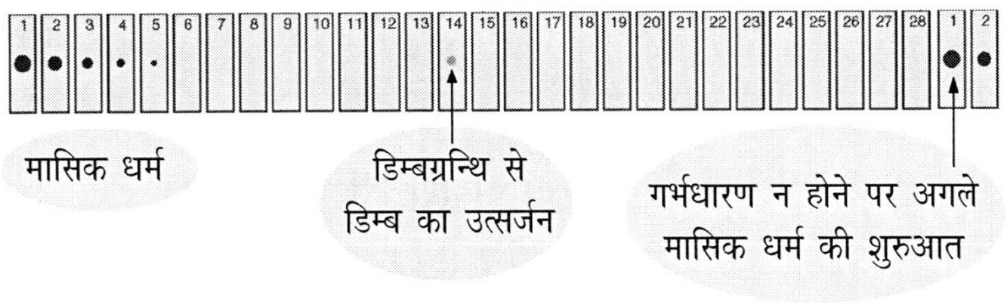

मासिक-चक्र

हर माह नया जीवन रोपने के लिए तैयार रहता है गर्भाशय

है। उसका धैर्य सचमुच अद्भुत है कि वह हर माह यह तैयारी करता है जबकि उसे ज्ञात है कि आधुनिक नारी अपने पूरे प्रजननक्षम काल में शायद एक-दो बार ही इसका लाभ उठा सकेगी।

लेकिन यह तो इस मासिक-चक्र का मात्र स्थूल रूप है, वास्तविकता यह है कि नारी के तन और मन का स्वभावगत सौन्दर्य इसी से अनुप्राणित है। उसकी मुग्ध कर देनेवाली दैहिक छवि से छलछलाता नैसर्गिक सौन्दर्य–अंग-अंग से प्रस्फुटित होती फूल-सी कोमलता, घने लहराते रेशम-से बाल, मृदु नैन-नक्श, सुन्दर मुलायम त्वचा, सिमटे हुए कन्धे, उभरे हुए नितम्ब और उन्नत वक्ष, सुरीली आवाज तथा पुरुष की अपेक्षा शान्त-सौम्य चित्त–हर नारी का स्वाभाविक गुण है, जिसकी जैववैज्ञानिक समझ शरीर-विज्ञानियों ने हासिल कर ली है।

नारी के तन और मन का सूक्ष्म नियंत्रण दरअसल मस्तिष्क में बसी हाइपोथेलेमस तथा पीयूष (पिट्यूटरी)

ग्रन्थियों के सीधे प्रभाव या संरक्षण में होता है। उनमें बननेवाले जैव-रसायन डिम्ब-ग्रन्थियों पर सीधा असर डालते हैं। पीयूष ग्रन्थि हाइपोथेलेमस से नियंत्रित होती है और फोलीकल स्टीमुलेटिंग हार्मोन (एफ.एस.एच.), ल्यूटिनाइजिंग हार्मोन (एल.एच.) तथा प्रोलेक्टिन द्वारा डिम्ब-ग्रन्थियों का नियंत्रण करती है। इनके प्रभाव से ही डिम्ब-ग्रन्थियों में इस्ट्रोजेन और प्रोजेस्टेरोन हार्मोन बनते हैं और हर माह एक नया डिम्ब परिपक्व होकर डिम्ब-ग्रन्थि से छूटता है। मासिक-चक्र का पूरा घटना-चक्र इन्हीं जैव-रसायनों के बढ़ने और घटने से नियंत्रित होता है।

रजःस्राव बन्द होते ही एफ.एस.एच. की प्रेरणा से डिम्ब-ग्रन्थि में डिम्ब के पकने की क्रिया शुरू हो जाती है। एल.एच. के साथ मिलकर वही डिम्ब-ग्रन्थि को इस्ट्रोजेन हार्मोन बनाने के लिए भी प्रेरित करता है।

एल.एच. का सबसे बड़ा काम पके हुए डिम्ब को डिम्ब-ग्रन्थि से मुक्त कराना है। बाद में वह डिम्ब-ग्रन्थि को प्रोजेस्टेरोन हार्मोन बनाने का न्यौता भी देता है।

इस्ट्रोजेन और प्रोजेस्टेरोन के प्रभाव में ही गर्भाशय मासिक-चक्र के क्रमबद्ध परिवर्तनों से गुजरता है। रजःस्राव के तुरन्त बाद इस्ट्रोजेन का प्रभाव पड़ने से गर्भाशय की भीतरी तह मोटी होने लगती है। चक्र के पहले अर्द्ध में उसकी मोटाई एक मिलीमीटर से बढ़कर साढ़े तीन से पाँच

मिलीमीटर तक हो जाती है। रजःस्राव का पहला दिन मासिक-चक्र का पहला दिन गिना जाता है। रजःस्राव कितने दिन हो, इससे दिनों की गिनती नहीं बदलती। 28 दिन के चक्र में पहला अर्द्ध 14वें दिन पर पूरा हो जाता है। तब तक गर्भाशय की भीतरी तह पूरी तरह पनप जाती है। यह तैयारी वह उर्वरित डिम्ब के स्वागत के लिए ही करती है ताकि डिम्ब शुक्राणु से उर्वरित होकर आए तो आसानी से अपना नीड़ बना सके।

चक्र के मध्य में, 14वें दिन के आसपास, पका हुआ डिम्ब, डिम्ब-ग्रन्थि से छूट पड़ता है। डिम्ब का दिन-ब-दिन बढ़ना और फिर डिम्ब-ग्रन्थि से छूटना अल्ट्रासाउंड द्वारा देखा जा सकता है। फोलीक्यूलर मॉनीटरिंग और ओव्यूलेशन स्टडी में डॉक्टर यही जाँच करता है। डिम्ब के डिम्ब-ग्रन्थि से छूटने की क्रिया ओव्यूलेशन है। यह जाँच उन मामलों में की जाती है जिनमें पति-पत्नी चाहकर भी बच्चे का सुख हासिल करने में असमर्थ होते हैं। परखनली शिशु प्रणाली (इन-विट्रो फर्टिलाइजेशन) में भी स्त्री की डिम्ब-ग्रन्थि से डिम्ब प्राप्त करने के लिए यही माध्यम अपनाया जाता है। यह जाँच-विधि बहुत सी आधुनिक प्रजनन तकनीकों के लिए भी काम में लाई जा रही है।

डिम्ब-ग्रन्थि से छूटा डिम्ब साधारणतया चन्द घंटों के लिए ही काम का होता है। अतः चौबीस घंटों के भीतर

उसका मेल पुरुष-शुक्राणु से होने पर ही बात आगे बढ़ पाती है, वरना यह घड़ी कम-से-कम अगले चक्र तक तो अवश्य टल जाती है।

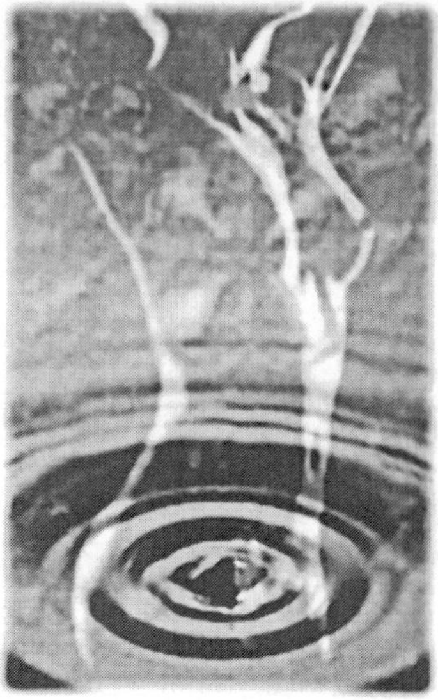

धरती की निरन्तर बढ़ती आबादी को देखते हुए यह जानकर अचम्भा होता है कि प्रजननक्षम स्त्री के मासिक-चक्र में कुल 3-4 दिन ही ऐसे होते हैं, जिनमें प्रजनन का संयोग बनता है। पुरुष के शुक्राणु मात्र तीन दिन तक समर्थ रहते हैं। अतः डिम्ब-उत्सर्ग से पहले के तीन दिनों में या उत्सर्ग के 24 घंटों के भीतर स्त्री-पुरुष का मेल न हो, तो पूरा मासिक चक्र खाली चला जाता है।

डिम्ब और शुक्राणु मिलकर नए जीवन को बीजें या नहीं, गर्भाशय अगले आठ दिनों के लिए उनकी बाट जोहता रहता है। इस बीच प्रोजेस्टेरोन का उस पर पूरा प्रभाव रहता है, जिससे उसकी भीतरी तह की मोटाई बढ़कर 7-8 मिलीमीटर हो जाती है।

यदि गर्भ नहीं ठहरता, तो चक्र पूरा होते ही गर्भाशय अपनी सफाई शुरू कर देता है। उसकी मोटी हुई भीतरी

तह कटकर गिरने लगती है और उसे पोषित करती रही धमनियाँ नंगी हो जाती हैं तथा उनसे खून रिसने लगता है। भीतरी तह की उतरन और यह रक्त ही रज बनकर यानी मासिक धर्म के रूप में प्रकट होता है।

खुद को साफ करने में गर्भाशय को सामान्यतया तीन से पाँच दिन का समय लगता है। यह समय ही मासिक स्राव, मासिक धर्म, रजःस्राव, ऋतु-स्राव, माहवारी, महीना आना, कपड़े आना तथा मेन्स्ट्रुएशन सरीखी संज्ञाओं और लोक-मुहावरों से सूचित होता है।

मासिक-स्राव से कुछ रोज पहले ही डिम्ब-ग्रन्थियाँ इस्ट्रोजेन और प्रोजेस्टेरोन बनाना बन्द कर देती हैं। समझा जाता है कि इसी से मासिक-स्राव होता है और हाइपोथेलेमस-पिट्यूटरी ग्रन्थियों को भी यह सन्देशा मिल जाता है कि फिर से नए मासिक-चक्र के रचनाकर्म में लीन हो जाओ।

यह चक्र इसी रूप में स्त्री के रजोनिवृत्त होने तक साधारणतया बना रहता है। इस बीच जब भी वह गर्भवती होती है, यह चक्र स्थगित हो जाता है और प्रसव के कुछ दिनों बाद ही फिर से स्थापित होता है।

गले में बसी थायरॉयड ग्रन्थि और उदर में आसीन एड्रिनल ग्रन्थि का भी मासिक-चक्र से सीधा नाता है। किसी एक के ठीक प्रकार काम न करने से चक्र की लय असन्तुलित हो जाती है और मासिक धर्म की व्याधियाँ पैदा हो जाती हैं।

स्त्री के जीवन में इस्ट्रोजेन और प्रोजेस्टेरोन की महत्ता बहुत व्यापक है। इस्ट्रोजेन के प्रभाव से ही नारी अपना स्वभावगत सौन्दर्य पाती है, जिसकी व्याख्या अध्याय के आरम्भ में की जा चुकी है। दैहिक सुन्दरता प्रदान करने के साथ-साथ यह हार्मोन नारी के प्रजनन अंगों को भी सबल बनाता है। भग और योनि के स्वस्थ विकास और उन्हें तन्दुरुस्त बनाए रखने में इसकी भूमिका बहुत महत्त्वपूर्ण है। गर्भाशय पर इस हार्मोन के प्रभाव की व्याख्या पहले ही की जा चुकी है। इसी से स्त्री के उरोज उन्नत होते हैं और यह हड्डियों को भी मजबूती देता है। दरअसल नारी के तन-मन के तमाम सुखद पक्ष बहुत कुछ इसी हार्मोन से उर्वरित हैं। रजोनिवृत्ति के कुछ वर्ष बाद जब नारी का तन इस्ट्रोजेन बनाना लगभग बन्द कर देता है, तब उसकी कमी बहुत खलती है और नारी का स्वाभाविक सौन्दर्य ढलता चला जाता है।

प्रोजेस्टेरोन भी नारी जीवन का संरक्षक है। वह कई कार्यों में इस्ट्रोजेन का हाथ बँटाता है। गर्भाशयग्रीवा (सरविक्स) को संकुचित बनाए रखकर वह गर्भवती स्त्री की मदद करता है। उसकी सहभागिता से ही स्त्री के स्तनों के सामान्य विकास की क्रिया पूरी हो पाती है। मासिक चक्र में वह कैसे गर्भाशय का पालन-पोषण करता है, इसका उल्लेख पहले हो चुका है।

इन अनन्य गुणों के कारण ही नारी-तन की कई व्याधियों में इस्ट्रोजेन और प्रोजेस्टेरोन दिए जाते हैं। लेकिन इनका प्रयोग डॉक्टरी देखरेख में समझदारी के साथ किया जाना चाहिए। इनके दुरुपयोग से शरीर कई प्रकार की पीड़ाओं से भी घिर सकता है।

प्रकृति ने नारी का आन्तरिक संसार बहुत सोच-विचारकर रचा है। कैसे एक अबोध कन्या किशोर-अवस्था में पाँव रखते ही नवयौवना में बदल जाती है—यह उसके आन्तरिक संसार का ही चमत्कार है, जिसके बारे में हम आगे जानेंगे।

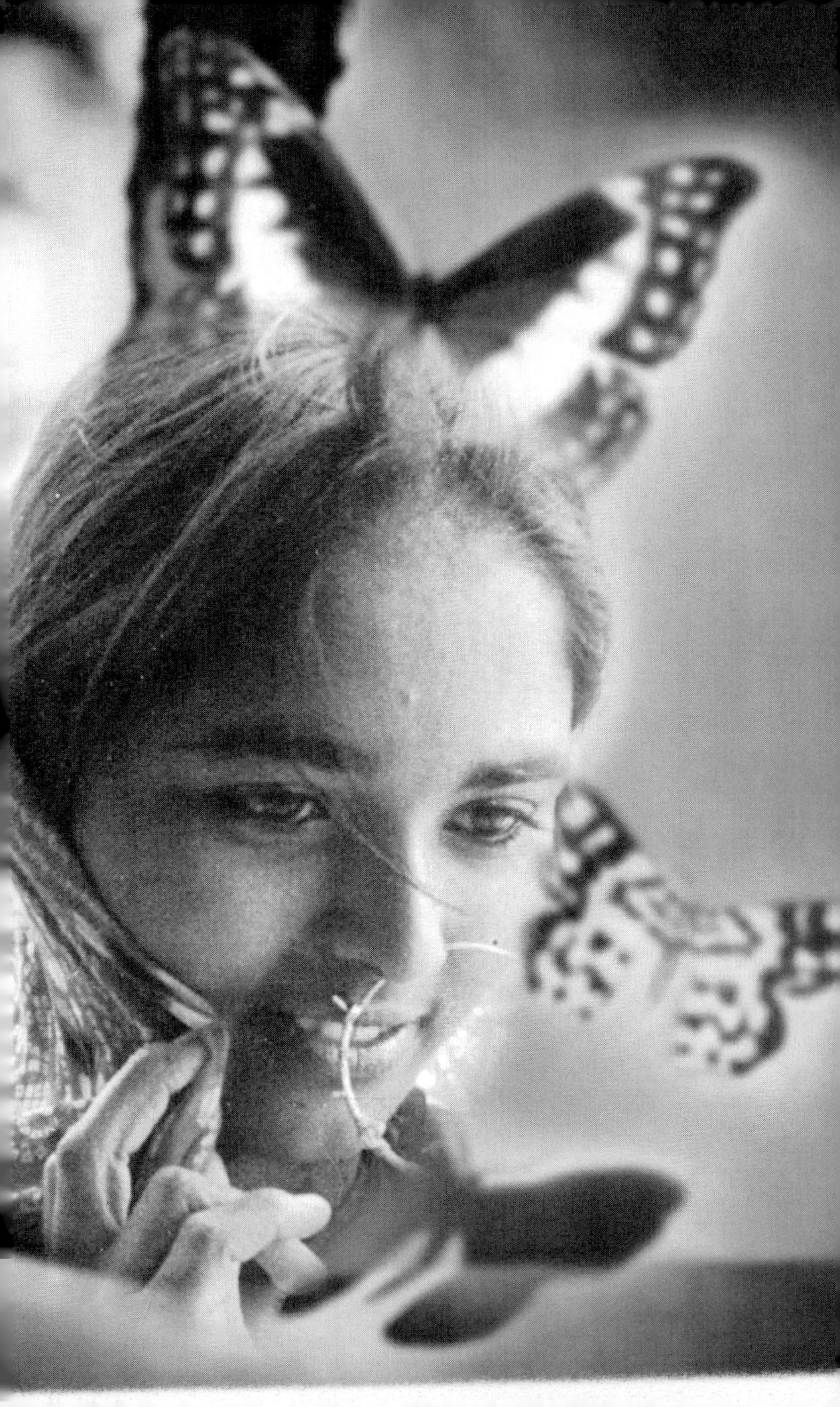

3

यौवन का आरम्भ

शरारतों में डूबा बचपन कैसे अचानक किशोर अवस्था में पाँव रखते ही नवयौवन में बदल जाता है, कैसे अब तक अबोध कन्या रही तरुणी के अधखिले अंगों से सौन्दर्य बिखरने लगता है, कैसे उसके चेहरे पर सोलहवें सावन का सलोनापन खिल उठता है—तारुण्य के नित नए अनुभवों पर प्रकाश डालता है यह अध्याय। इस सन्धिकाल में तरुणी न सिर्फ शारीरिक स्तर पर कई परिवर्तनों से गुजरती है, बल्कि मानसिक तौर पर भी उसके भीतर तरह-तरह के सपने और नई चुनौतियाँ अंगड़ाई लेने लगती हैं।

बालापन थककर सोया, यौवन ने शीश उठाया
बालों में श्याम घटाएँ, कानों में बिजली चमकी
है शोभा अजब निराली शैशव-यौवन संगम की

गुरुभक्त सिंह 'भक्त' : नूरजहाँ

कन्या का बाल तन-मन किशोर अवस्था में आते ही सयाना हो चलता है। पलक झपकते ही उस पर यौवन का जादू

चढ़ आता है, अधखिले अंगों से सौन्दर्य बिखरने लगता है, चेहरे पर सलोनापन आ जाता है, त्वचा पर कान्ति खिल उठती है और उसका मन तारुण्य के नित नए अनुभवों में डूबा रहता है। परिवर्तन का यह क्रम ही वयःसन्धिकाल (प्यूबर्टी) है, जो उसे थोड़े ही समय में तरुणी और फिर वयस्क नारी बना देता है।

वयःसन्धिकाल की उम्र हर कन्या में अलग-अलग होती है। इस पर जाति और वंश का प्रत्यक्ष प्रभाव पड़ता है।

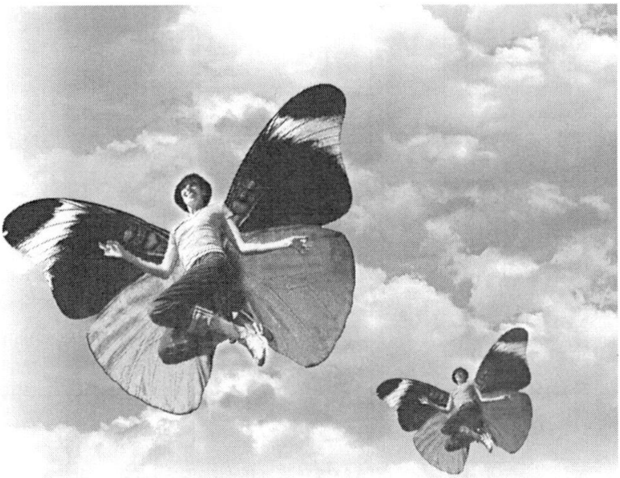

लेकिन बीते 100 वर्षों में यह हर देश में कम होती पाई गई है। वर्तमान समय में भारतीय कन्याओं के वयःसन्धिकाल में प्रवेश करने की औसत उम्र 10 वर्ष है, जबकि पाश्चात्य देशों में यह 12-13 वर्ष है।

वयःसन्धिकाल का आरम्भ हाइपोथेलेमस से जुड़ा है। मस्तिष्क में बसी इस ग्रन्थि का निर्देश पाकर ही पीयूष ग्रन्थि का अगला हिस्सा जागृत होता है और वह अपने अधीनस्थ हार्मोनल प्रणालियों को सक्रिय होने का आदेश जारी करती है। उससे छूटकर आए ग्रोथ-हार्मोन के असर से लम्बाई तेजी से बढ़ने लगती है, डिम्ब-ग्रन्थि-प्रेरक हार्मोन के प्रभाव में आकर डिम्ब-ग्रन्थियाँ काम करना शुरू कर देती हैं और उनमें इस्ट्रोजेन व प्रोजेस्टेरोन बनने लगता है, जिससे नारीत्व के गुण प्रकट होते जाते हैं—वक्ष का आकार बढ़ता है, कामेन्द्रियों का विकास होता है, बगलों में और नाभि के नीचे बाल उगने लगते हैं, भीतरी जननांगों में आकार-वृद्धि के साथ क्रियात्मक परिवर्तन आते हैं और कन्या रजस्वला हो जाती है।

इन परिवर्तनों का एक क्रम होता है। शुरुआत लम्बाई बढ़ने से होती है। वयःसन्धिकाल के एक-दो साल पहले से ही कन्याओं की लम्बाई अकस्मात् तेजी से बढ़ने लगती है; यह गति उनके रजस्वला होने तक और तेज हो जाती है और फिर धीरे-धीरे धीमी होती हुई 15-16 वर्ष की उम्र में वह बढ़नी बन्द हो जाती है। सिर्फ तीन प्रतिशत भारतीय कन्याओं की लम्बाई ही 16 वर्ष के बाद कुछ और बढ़ती है।

तरुणावस्था में आ जाने के बाद लम्बाई और नहीं बढ़ती, जिसका ठोस कारण होता है—हार्मोनल प्रभाव से

हड्डियाँ पूरी तरह परिपक्व हो जाती हैं और उनमें बढ़ने की क्षमता खत्म हो जाती है। बुनियादी तौर पर व्यक्ति की जेनेटिक संरचना ही यह निर्धारित करती है कि कोई कितना लम्बा होगा और किस उम्र तक बढ़ेगा। यह गुण उसे अपने माता-पिता से विरासत में मिलता है। माता-पिता और उनके परिवार के लोग लम्बे हों, तो अगली पीढ़ी के बच्चे प्रायः लम्बे ही होते हैं, हालाँकि जेनेटिक नियमों के तहत कुछ का कद और भी लम्बा हो जाना और कुछ का छोटा रह जाना सामान्य है।

जिस तरह जेनेटिक संरचना पर किसी का वश नहीं चलता, उसी तरह लम्बाई भी किसी के हाथ में नहीं होती। खेल के मैदान में क्रॉस बार से लटकने, रस्सा कूदने, खास तरह से विज्ञापित किए जानेवाले हैल्थ-फूड बच्चों को देने, या विटामिन अथवा टॉनिकों से लम्बाई में कोई फर्क नहीं पड़ता। सामान्य स्वस्थ परिवेश में पला-बढ़ा बच्चा, जो सामान्य खुराक पाता रहा है और शरीर से स्वस्थ है, अपनी जेनेटिक संरचना के हिसाब से लम्बा होता ही है। यह सोच कि डॉक्टर, वैद्य अथवा नीमहकीम से कोई दवा लेकर लम्बाई बढ़ाई जा सकती है, बिल्कुल बेबुनियाद और गलत है।

कुछ नीमहकीम विज्ञापन देकर भी लोगों को मूर्ख बनाते हैं कि उनके पास ऐसी अचूक दवा है जिससे 18 वर्ष के

बाद भी लम्बाई बढ़ जाती है। यह दवा अधिक-से-अधिक हाथ की सफाई हो सकती है या जूतों में एड़ी बढ़ाने की नेक सलाह !

वयःसन्धिकाल का प्रथम लक्षण स्तन-विकास है। यह 8-13 वर्ष की उम्र में आरम्भ होता है और पाँच चरणों में

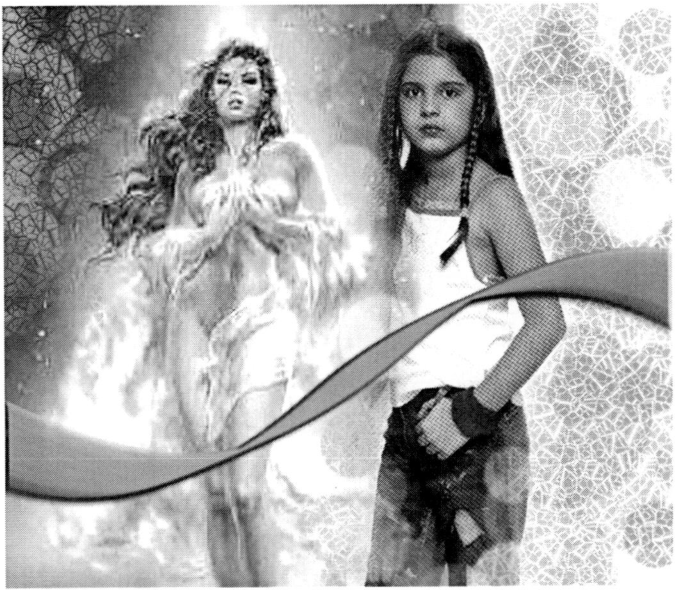

पूरा होता है : सबसे पहले स्तनाग्र (निपल) और उसके आसपास के घेरे (एरिओला) में खून का दौरा बढ़ता है, फिर इस घेरे का व्यास बढ़ता है और स्तन-कली दिखने लगती है। अगले चरण में दोनों के आकार में वृद्धि होती है। चौथे चरण में स्तनाग्र तथा उसके आसपास का घेरा

अधिक उन्नत होकर स्तन से ऊपर उठ जाता है और अन्तिम चरण में स्तन के आकार में वृद्धि होती है जिससे स्तनाग्र के आसपास का घेरा फिर से स्तन के उठाव पर आ जाता है और सिर्फ स्तनाग्र ही आगे की तरफ उठा रह जाता है।

लगभग हर तरुणी वक्ष के आकार की बाबत सोचती रहती है। लेकिन इस बारे में चिन्ता करना बेमायने है। समय से दैहिक छवि के अनुरूप उनका बढ़ना स्वभावगत है। कुछ में यह वृद्धि छोटी उम्र में पूरी हो जाती है तो कुछ में यह थोड़ी देर से होती है।

किसी भी तरह की क्रीम, तेल या विटामिनयुक्त घोल लगाने से स्तन का आकार नहीं बढ़ाया जा सकता और न ही यह वृद्धि किसी व्यायाम या व्यायाम-उपकरण द्वारा हासिल की जा सकती है।

दरअसल स्तन मांसपेशी से नहीं बने होते; उनके भीतर खास तरह का ग्रन्थीय ऊत्तक और चर्बी ही पाई जाती है। व्यायाम से इनमें वृद्धि नहीं आ सकती।

कमसिन दिखने के लिए यह कतई जरूरी नहीं कि उरोज बहुत उन्नत हों। छोटे आकार के वक्ष दैहिक छवि के सौन्दर्य में बाधक नहीं होते, उनके प्रति मन में कुंठा रखना भूल है, उससे बचे रहने में ही समझदारी है।

वक्ष का उभार मनचाहा बनाने के लिए प्लास्टिक सर्जरी

की शरण में जाना बहुत तर्कसंगत नहीं है। किसी भी ऑपरेशन की तरह इसमें भी नाकामयाबी या पेचीदगियों का सामना करना पड़ सकता है। प्रकृति द्वारा दिए गए सुन्दर शरीर को ज्यों-का-त्यों स्वीकार कर लेने में ही समझदारी है। उसमें विधाता की भूल से कोई बहुत बड़ी अपूर्णता छूट जाए या बाद में विकृति आ जाए, तभी सौन्दर्यवर्धक सर्जरी कराने का फैसला करना चाहिए।

तरुणावस्था में स्तनों में मासिक-चक्र के साथ दर्द उठना आम बात है; इसके बारे में यहाँ इतना कह देना वाजिब होगा कि स्तनों के आकार के अनुरूप ब्रा पहनना भी श्रेयस्कर होता है। इससे वक्ष कसे रहते हैं और सहारा मिलने से उनमें खिंचाव पैदा नहीं होता।

स्तनों में विकास की क्रिया शुरू होने के साथ बाह्य जननांगों का विकास भी शुरू हो जाता है। भग, भगोष्ठ और भगनासा के आकार में वृद्धि होती है, बार्थोलिन ग्रन्थियाँ काम करना शुरू कर देती हैं, बगलों में और नाभि से नीचे के क्षेत्र में बाल उगने लगते हैं और तरुणी के शरीर से एक खास गन्ध आने लगती है। उसकी त्वचा पर एक विशिष्ट तरह की चमक और तेज दिखने लगता है, लेकिन कील-मुँहासों के आने से सुन्दरता पर दाग लगता है। धीरे-धीरे उसके अधखिले अंगों से सुकुमार तन खिल उठता है।

वक्ष-विकास शुरू होने के दो वर्ष बाद वह रजस्वला हो जाती है। रज का आना यह संकेत करता है कि उसके भीतरी जननांग भी परिपक्व हो रहे हैं और डिम्ब-ग्रन्थियाँ चक्रवत कार्य करने लगी हैं। लेकिन इसके यह मायने निकालना गलत होगा कि उसका शरीर गर्भावस्था का भार उठाने के लिए तैयार है। इस कच्ची उम्र में तरुणी का

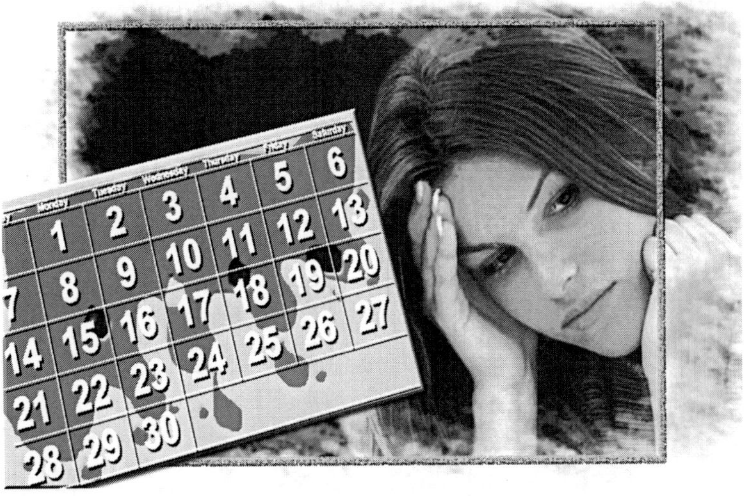

यौन-क्रीड़ा में रत होना न सिर्फ नैतिक तौर पर बल्कि विशुद्ध वैज्ञानिक दृष्टि से भी निषिद्ध है।

किशोरियों और तरुणियों में कुछ सालों तक मासिक-चक्र अपनी लय से प्रायः विचलित होता रहता है। कम दिनों के अन्तर पर बार-बार स्राव होने से मन शंकाकुल जरूर होता है, लेकिन इससे परेशान नहीं होना चाहिए और

न ही इस बात से परेशान होना चाहिए कि रजःस्राव या मासिक धर्म ज्यादा दिनों के अन्तर पर क्यों हो रहा है। ऐसे में डॉक्टरों के पास ज्यादा जाने से अनावश्यक ही किशोर देह दवाओं के चक्कर में फँस जाती है और स्वाभाविक महसूस नहीं कर पाती।

रजस्वला होने के दो-तीन साल के अन्दर अधिकांश तरुणियों में मासिक-चक्र की लय स्थापित हो जाती है। ऋतुमती होने के दिनों में उसका स्वाभाविक रहना ही उचित है। यह उसके नारी जीवन का सामान्य और स्वस्थ अंग है जिसका सहजता से पालन करना उसका धर्म है। इन दिनों में न तो वह अछूत है, और न ही बीमार कि अकेली बिस्तर में लेटी रहे।

वयःसन्धिकाल तरुणी की परीक्षा का समय है। इस परिवर्तनशील नाजुक दौर में उसका मन अनेक प्रकार के अन्तर्द्वन्द्वों से घिरा रहता है। उसके शरीर में मची हलचल उसे उद्वेलित करती है, परेशान करती है और रोमांचित भी करती है। उसका अवचेतन स्वतन्त्र होना चाहता है और दुनिया को दिखाना चाहता है कि अब वह बड़ी हो चली है और अपने अच्छे-बुरे का खुद फैसला कर सकती है, लेकिन परिवार के संस्कार और समाज द्वारा खींची गई मान-मर्यादा की सीमारेखाएँ उसका रास्ता रोके रखती हैं। इससे उसका मन कभी अनिर्णय की स्थिति में पहुँच जाता

है, तो कभी विद्रोही हो उठता है। उसे अपने हमउम्र लोगों की मित्रता और संगति से प्रसन्नता मिलती है और उसका अन्तर्मन चाहता है कि लोग उसकी अच्छाइयों के लिए उसका आदर करें। माता-पिता और घर की बड़ी-बूढ़ियों की नसीहतें उसे खलती हैं और वह चाहती है कि अपनी मनपसन्द राह खोज सके। वह अपने से बड़ी उम्र के कुछ लोगों को अपनी प्रेरणा बना लेती है और उनके पद्चिह्नों पर चलना उसे सुकून देता है। चाहे ऐसा करने से वह गुमराह ही क्यों न हो जाए, उसे राह बदलना नहीं सुहाता। अतएव माता-पिता के लिए यह नितान्त आवश्यक है कि वे उसकी संगत पर नजर रखें।

अधिकांश किशोर और किशोरियाँ भीतर से काफी अव्यवस्थित होते हैं और उनमें असुरक्षा का भाव बहुत जल्द सर उठा लेता है। वे अपनी कमियों को छुपाने के लिए ही अक्सर जरूरत से ज्यादा बहादुरी का नौटंकी-जैसा उलट-पुलट व्यवहार करते और उग्रता दिखाते हैं। यह उनके अन्तर्मन का स्वाँग होता है। उनके व्यवहार में सोच, तार्किकता और व्यावहारिकता की सर्वथा कमी होती है। कुछ इस सबसे मुक्ति पाकर अन्तर्मुखी हो जाते हैं और बौद्धिक तथा दार्शनिक गतिविधियाँ उनका सोपान बन जाती हैं। लेकिन कइयों में जीवन की समझ देर से विकसित होती है और तब तक उनका व्यवहार मनचला बना रहता है।

घर पर ही भाइयों की तुलना में भेदभावपूर्ण रवैया तरुणी के मन को बींध जाता है, जिससे अनावश्यक ही वह हीन भाव और असुरक्षा की भावना से ग्रसित हो उठती है। नारी-आन्दोलन तब तक कोरा नारा है जब तक कि समाज, कुटुम्ब और घर-परिवार में कन्या के प्रति व्यवहार नहीं सुधरता। उसे परवरिश के दौरान बराबर की सुविधाएँ और स्नेह मिलना ही चाहिए।

किशोर अवस्था में लड़कियों का लड़कों की तरफ और लड़कों का लड़कियों के प्रति आकर्षित होना स्वाभाविक है। लेकिन जीवन के इस नाजुक दौर में कोई भी बड़ा कदम उठाने से पहले पूरी स्थिति को ठीक से समझ लेने में ही समझदारी है, भावुकता में लिये गए निर्णय पूरी उम्र के लिए काँटे बन सकते हैं। हालाँकि इस उम्र में आदर्शवाद सर पर इतना चढ़ा होता है कि जीवन की कड़वी सच्चाइयाँ नजर नहीं आतीं।

किशोर अवस्था में तन और मन उत्साह और असीम ऊर्जा से भरा होता है। इसे सकारात्मक कार्यों में लगाने से मन को जो सन्तोष मिलता है वह अतुलनीय है। सुखी वयस्क जीवन की इमारत इस बुनियाद पर आसानी से खड़ी की जा सकती है।

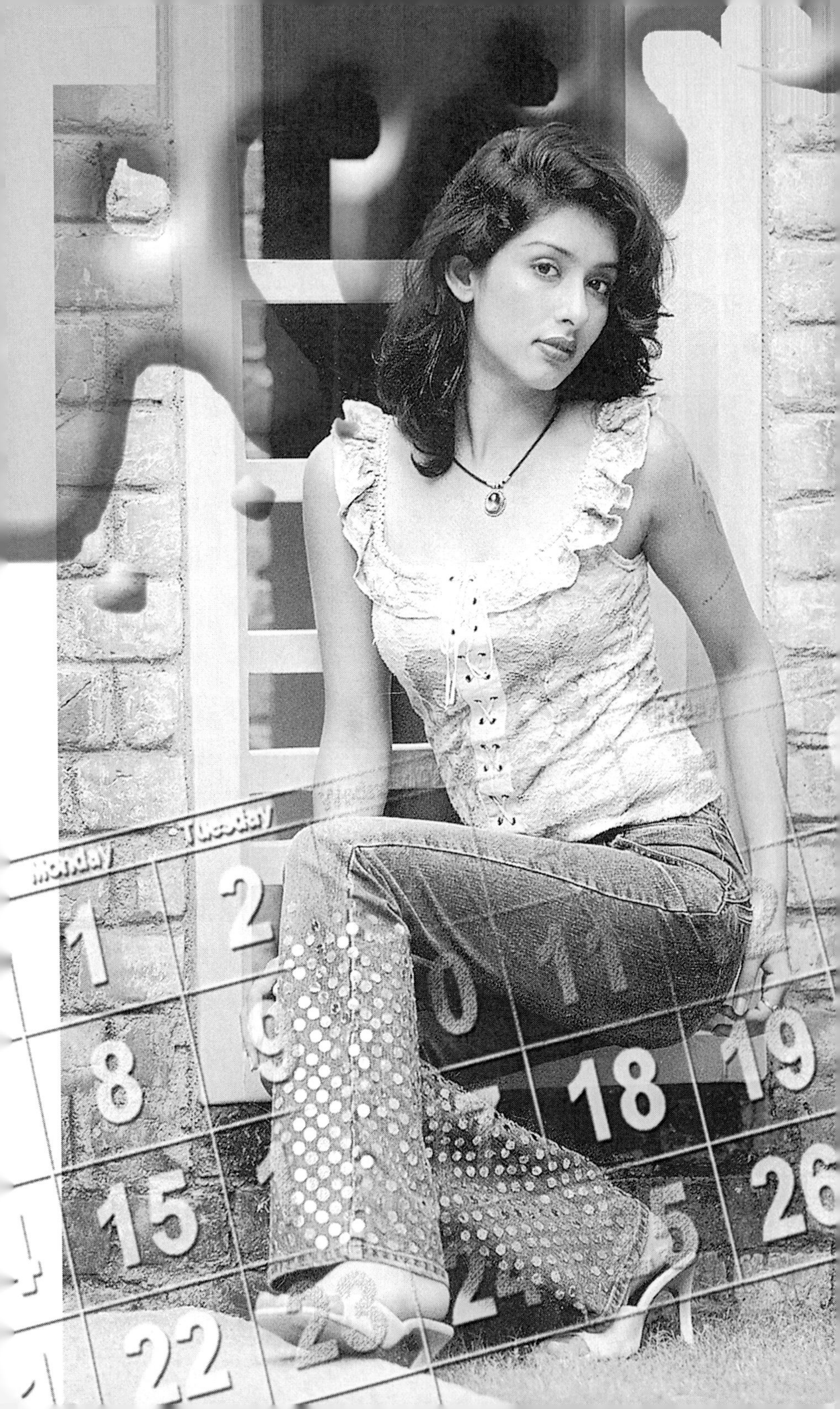
Monday
Tuesday
1
2
8
15
18
19
22
26

4
मासिक धर्म और नारी जीवन

मासिक-चक्र का स्त्री के जीवन में बहुत महत्त्वपूर्ण स्थान है, लेकिन समाज में इसे लेकर अनेक भ्रांतियाँ, अंधविश्वास और भय मौजूद हैं, जिनकी कीमत अकसर स्त्रियों को अपने स्वास्थ्य से चुकानी पड़ती है। यह संतोष की बात है कि आधुनिक स्त्री कई पुरानी और जड़ धारणाओं को छोड़ चुकी है, फिर भी व्यापक स्तर पर अभी भी काफी सुधार की गुंजाइश है। मासिक धर्म के प्रति स्वस्थ नजरिया रख उसका सहज निर्वाह करने से ही जीवन सुखमय हो सकता है।

स्त्रियाः पवित्रमतुमलं नैता दुष्यन्ति कर्हिचित्।
मासि मासि रजो यासां दुष्कृतान्यपकर्षति।।

(स्त्रियाँ अत्यधिक पवित्र होती हैं। वे दूषित हो ही नहीं सकतीं। रज उनके दोषों को हर माह दूर कर देता है।)

—शारंगधर-पद्धति, 30.84

मासिक धर्म नारी जीवन की स्वाभाविक दैहिक क्रिया है। यह उसके प्रजननक्षम होने का प्राकृतिक लक्षण है जिससे साफ

पता चलता है कि उसकी देह में मातृत्व का बीज बनना शुरू हो गया है। हर माह इसका दर्शन होते रहने से यह आश्वस्ति बनती है कि भीतर छुपा प्रजनन-संसार स्वस्थ और सुचारु रूप से कार्य कर रहा है। शायद इसीलिए देश के कुछ राज्यों में कन्या के प्रथम बार ऋतुमती होने पर बाकायदा उत्सव मनाया जाता है ताकि पूरे कुटुम्ब को यह सूचना मिल जाए कि वह सुस्वस्थ और सुयोग्य है।

यह पूर्णतया स्वस्थ और सामान्य क्रिया है, जिसकी परिशुद्धता की व्याख्या भारत के प्राचीन संस्कृत-ग्रन्थों में भी मिलती है। *वृद्ध चाणक्य* में संग्रहीत महापंडित आचार्य चाणक्य के नीति-वचनों में कहा गया है कि–

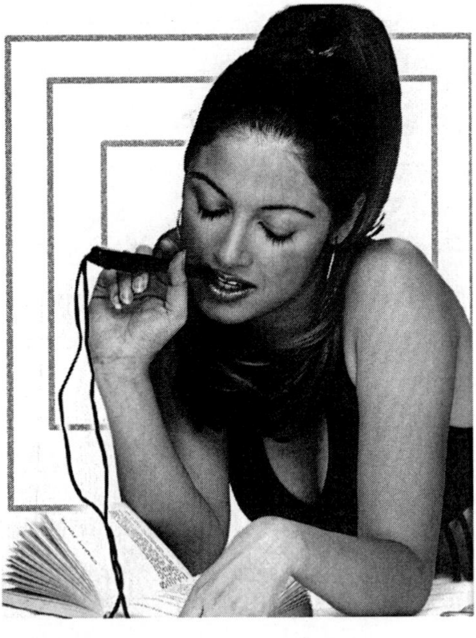

भस्मना शुध्यते कांस्यं ताम्रमम्लेन शुध्यति।
रजसा शुध्यते नारी नदी वेगेन शुध्यति।।

(काँसा भस्म होने से शुद्ध होता है। ताँबा अम्ल से शुद्ध होता है। नारी रज से शुद्ध होती है और नदी वेगपूर्ण प्रवाह से शुद्ध होती है)—**वृ. चाणक्य, 6.3**

इससे यह स्पष्ट है कि भारतीय जन-संस्कृति में यह मूल सिद्धान्त सदियों से जीवित है कि मासिक धर्म एक परिशोधक क्रिया है जिससे नारी की भीतरी देह स्वच्छ बनती है।

चाणक्य (चौथी शती ईसा पूर्व) से शारंगधर (14वीं शती ईसवी) के काल तक भारतीय समाज में रज के प्रति यही भाव रहा, लेकिन मध्यकाल में या उसके बाद न जाने कब और क्यूँ यह सोच लुप्त हो गई और उसे अशुद्ध और अपवित्र क्रिया समझा जाने लगा।

आधुनिक चिकित्साशास्त्र ने भी मासिक धर्म को नारी की स्वभावगत क्रिया तो माना, लेकिन उसने भी इसे विसर्जन की अपरिहार्य दैहिक क्रिया का ही दर्जा दिया। जैसे शरीर हर अनावश्यक तत्त्व का त्याग कर देता है, वैसे ही गर्भाशय सन्तान-बीज का नीड़ न बन पाने पर हर माह रज का त्याग करता है। फिर भी वैज्ञानिक विचारधारा में इसे कहीं अशुद्ध या अपवित्र नहीं समझा गया।

सन् 1993 में अमेरिकी जीव-विज्ञानी डॉ. मारगी प्रोफेट ने यह मत रखकर पूरी दुनिया का ध्यान आकृष्ट किया कि कुदरत ने रज की क्रिया नारी को स्वस्थ रखने के लिए रची

है। डॉ. प्रोफेट के मतानुसार कुदरत सदा से मितव्ययी रही है और उसकी रची हर क्रिया में कोई-न-कोई खास प्रयोजन जरूर होता है। उनका विचार है कि रजःस्राव की मासिक क्रिया का नारी जीवन में बहुत बड़ा महत्त्व है—इससे हर माह गर्भाशय पूरी तरह धुलकर साफ हो जाता है और उसमें जीवाणुओं की पैठ नहीं हो पाती। यही मूल लक्ष्य पूरा करने के लिए कुदरत ने इस क्रिया के दो अंग रखे हैं—एक, गर्भाशय द्वारा केंचुली की तरह अपनी अन्दरूनी सतही परत का पूर्ण त्याग ताकि जीवाणु उसके भीतर छुपे न रह जाएँ; और दो, रक्त द्वारा गर्भाशय की धुलाई, ताकि रक्त में मौजूद श्वेत कण जीवाणुओं का पूरी तरह सफाया कर सकें।

यह मत ऋतु-स्राव की मासिक क्रिया को सचमुच एक नया नजरिया देता है, जो 20वीं सदी के अन्त में बेशक अद्यतन मालूम होता है, लेकिन सम्भवतया प्राचीन भारत के लिए सनातन था।

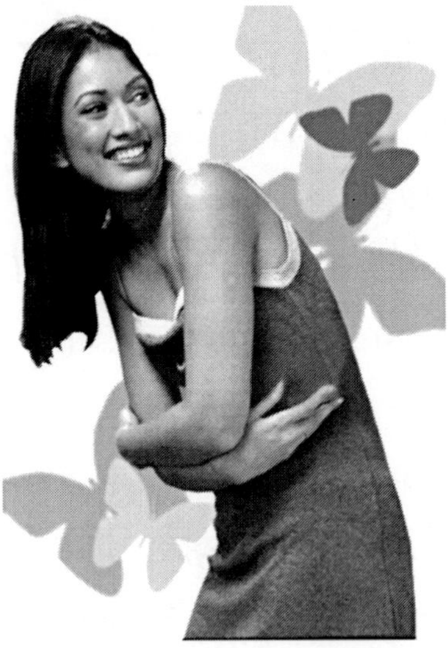

इस वैज्ञानिक और पुरातन पृष्ठभूमि में यदि वर्तमान भारतीय समाज के रवैये का आकलन किया जाए, तो उसमें सुधार की

बहुत बड़ी जरूरत साफ नजर आती है। तरह-तरह की छुआछूत, परहेज और पाबन्दियाँ न सिर्फ निराधार व गलत, बल्कि दोषयुक्त भी हैं क्योंकि इनके बीच पली-बढ़ी नारी किशोरावस्था से ही मासिक धर्म को अशुद्ध और अपवित्र क्रिया मानने को विवश हो जाती है। समाज के रवैये में आमूल बदलाव ही इस दोषयुक्त स्थिति को सुधार सकता है। इसकी आज सख्त जरूरत है ताकि शहर में आकर एकल परिवार में बसी नारी अपराध-बोध से मुक्त रहकर स्वस्थ और उन्मुक्त जीवन जी सके।

समाज में मासिक धर्म के प्रति कई अंधविश्वास प्रचलित हैं, जिनके मुताबिक स्त्री इन दिनों न तो रसोई में जाने के काबिल है, न ही वह किसी धार्मिक अनुष्ठान में हिस्सा ले सकती है। उसके लिए ऋतुमती रहने तक स्नान करना, शारीरिक कामकाज करना, खेलना और व्यायाम करना मना है। अगर वह भूले से भी इस दौरान अचार या डिब्बाबन्द चीजों को हाथ लगा देती है, तो उसे यह डर सताता रहता है कि चीज खराब हो जाएगी। खुदा-न-खास्ता कहीं सास को पता चल जाए तो उसकी खैर नहीं !

ये सभी विश्वास मिथ्या और सर्वथा निराधार हैं। आधुनिक भारतीय नारी इनसे मुक्त होकर ही आनेवाली पीढ़ियों के लिए स्वस्थ परिवेश तैयार कर सकती है। माताओं के लिए जरूरी है कि वे कन्याओं में मासिक धर्म

के प्रति किसी भी तरह का डर न बिठाएँ और सहज रहकर आम दिनों की ही तरह उसका पालन करने की मिसाल सामने रखें। नारी-चेतना के आन्दोलन में जुटे समाज-सुधारकों के लिए भी लाजिमी है कि वे ज्ञान की मशाल से हर घर को रौशन करें, तभी समान अधिकारों की आवाज बुलन्द हो सकेगी।

समाज के नजरिए में यह सुधार नारी जीवन के लिए अत्यन्त सुखद और स्वास्थ्यकारी सिद्ध होगा। लेकिन प्रत्येक स्त्री को किशोरावस्था से ही यह सीख भी लेनी होगी कि

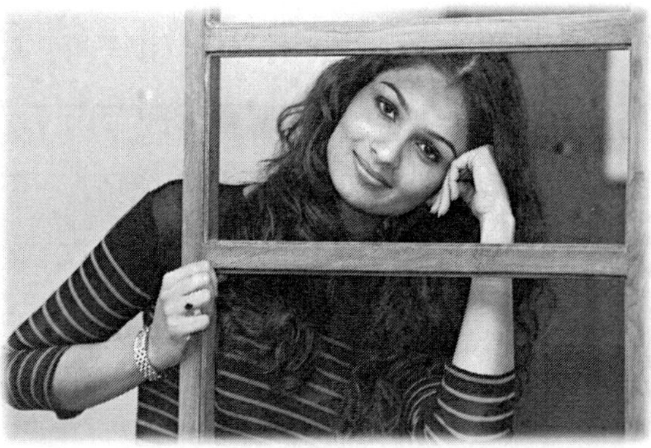

रजःस्राव के दिनों में व्यक्तिगत स्वच्छता के लिए हर रोज स्नान और रजःस्राव को सोखने के लिए समय से सेनेटरी नेपकिन या इंटरनल टेम्पून बदलते रहना बहुत जरूरी है।

यदि इंटरनल टेम्पून अधिक सुविधाजनक मालूम हो तो उसके इस्तेमाल में दो सावधानियाँ जरूर बरतें : एक, कभी

भी लम्बे समय तक उसे भीतर न रहने दें, और दो, सादा इंटरनल टेम्पून ही प्रयोग में लाएँ, ड्योडरेंटयुक्त इंटरनल टेम्पून कइयों को माफिक नहीं आता।

चाहे कोई कुछ भी कहे, इन दिनों में और दिनों की तरह हर वह काम करें जिसे करने का मन हो : नाचें-गाएँ, धूम मचाएँ, घूमने जाएँ और मन हो तो खूब खेलें। खान-पान में भी किसी खास परहेज की जरूरत नहीं, सिर्फ नमक पर थोड़ी कटौती बरतें—खूब हरी-भरी सब्जियाँ खाएँ, दूध और सुपाच्य आहार लें ताकि शरीर में लौह तत्त्व और विटामिन की पूर्ति होती रहे। यदि देह में खून की कमी हो जाए, तो डॉक्टर की सलाह से कुछ दिन के लिए आयरन, फोलिक एसिड और विटामिन बी-12 युक्त गोलियाँ अथवा कैप्स्सूल ले लें।

हर दिन की तरह इन दिनों में पूरी नींद लें और व्यायाम भी करें। यदि कब्ज की शिकायत हो, तो परेशान न हों, इन दिनों में ऐसा हो सकता है। उससे छुटकारा पाने के लिए खूब पानी पीएँ और सलाद व फल खाएँ। ईसबगोल लेने से भी फायदा होता है।

सहज रहकर जीना सचमुच एक कला है। स्वस्थ अन्तर्मन ही स्वस्थ शरीर का आधार है। कोई यह कला सीख ले तो जीवन सुगम हो जाता है।

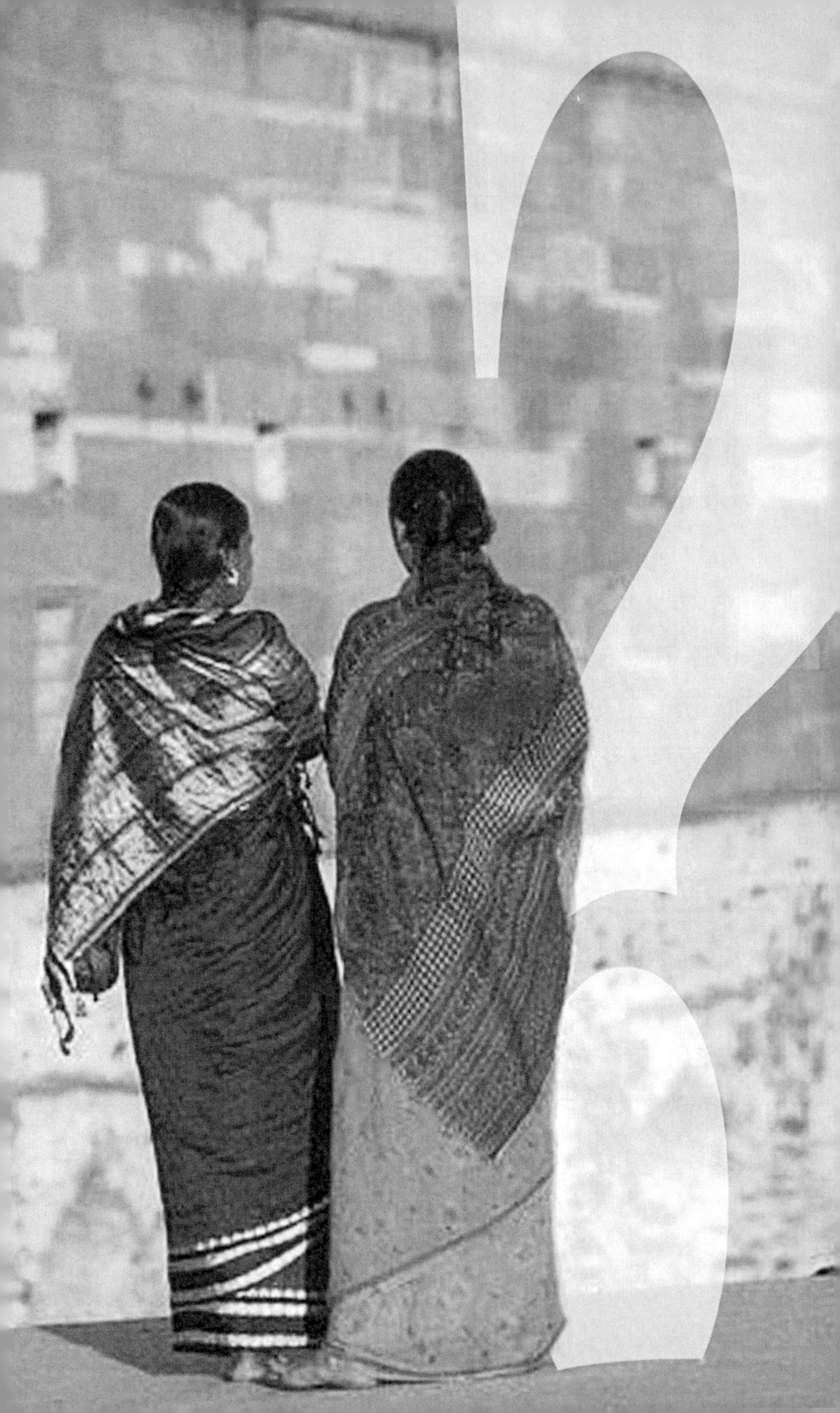

5
रज से निवृत्ति

रजोनिवृत्ति जिन्दगी के सफर का एक हिस्सा है। इसके आने पर स्त्री का शरीर मासिक-चक्र के बन्धन से मुक्त हो जाता है, डिम्ब-ग्रन्थियाँ अपने धर्म का पालन कर अवकाश ले लेती हैं और स्त्री प्रजनन के दायित्व से स्वतन्त्र हो जाती है। अब उसे हर माह मासिक स्राव से नहीं गुजरना होता। इस परिवर्तन के बाद भी जीवन बिल्कुल सामान्य रूप से जिया जा सकता है, लेकिन अपने तन-मन के स्वास्थ्य के प्रति उसे अब अतिरिक्त सजगता बरतनी पड़ती है। स्वस्थ जीवनशैली अपनाकर दिल, धमनियों, हड्डियों और शारीरिक रूप-विन्यास की सँभाल की जा सकती है।

जिन्दगी की नौका समय की चंचल नदी पर सदा गतिमय रहती है। परिवर्तन से गुजरते रहना उसकी फितरत है। बचपन, तारुण्य, यौवन, मध्यम वय और बुढ़ापा उसके हिस्से हैं, जिनसे गुजरकर ही जिन्दगी का सफर पूरा होता है। रजोनिवृत्ति इसी वय-परिवर्तन का एक अंग है जिससे

हर स्त्री गुजरती है। इसके साथ ही उसका शरीर मासिक चक्र के बन्धन से मुक्त हो जाता है, वयःसन्धिकाल पर सक्रिय हुई डिम्बग्रन्थियाँ अपने धर्म का पालन कर अवकाश ले लेती हैं और वह प्रजनन के दायित्व से भी स्वतन्त्र हो जाती है। अब उसे हर माह मासिक स्राव से नहीं गुजरना होता।

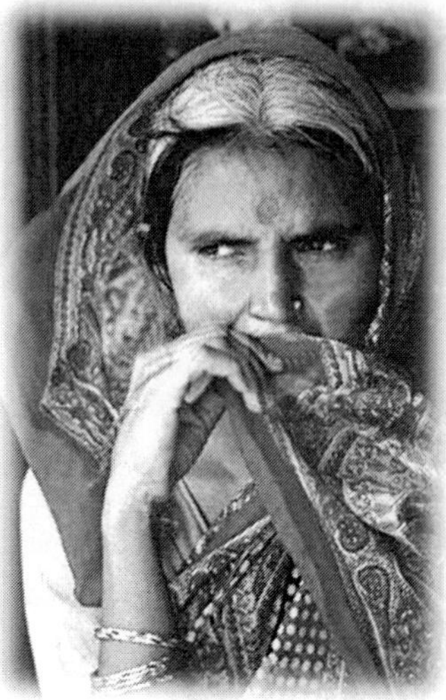

ज्यादातर स्त्रियों में यह परिवर्तन सहज रूप से पूरा हो जाता है; कुछ में यह अचानक होता है, लेकिन अधिकांश में डिम्बग्रन्थियाँ धीरे-धीरे काम करना बन्द करती हैं और परिवर्तन की पूरी क्रिया दो से तीन साल में सम्पूर्ण होती है।

सामान्यतः रजोनिवृत्ति 40 के बाद किसी भी उम्र में हो सकती है, लेकिन अधिकतर स्त्रियाँ 45 से 50 के बीच में रज से मुक्ति पाती हैं। इसकी औसत उम्र 47 वर्ष है, पर कुछ स्त्रियाँ 55 की उम्र में भी मासिक-चक्र से मुक्त नहीं होतीं। दरअसल रजोनिवृत्ति की उम्र कई चीजों पर टिकी है, जिनमें विरासत, स्वास्थ्य और जलवायु प्रमुख हैं। रजोनिवृत्ति के समय माँ तथा बहन की क्या उम्र थी, खुद का स्वास्थ्य कैसा है और कोई किस प्रकार की जलवायु में रहता है, इन तथ्यों का रजोनिवृत्ति से सीधा जुड़ाव है।

हृष्ट-पुष्ट स्त्रियाँ जो गर्म जलवायु में रहती हैं तथा जिनके परिवार में देर से रजोनिवृत्ति होना सामान्य है, आमतौर पर स्वयं भी 50 के बाद रजोनिवृत्त होती हैं।

रजोनिवृत्ति के समय नारी का शरीर कई महत्त्वपूर्ण परिवर्तनों से गुजरता है। सर्वप्रथम डिम्बग्रन्थियों में डिम्ब के पकने और छूटने की क्रिया रुक जाती है तथा

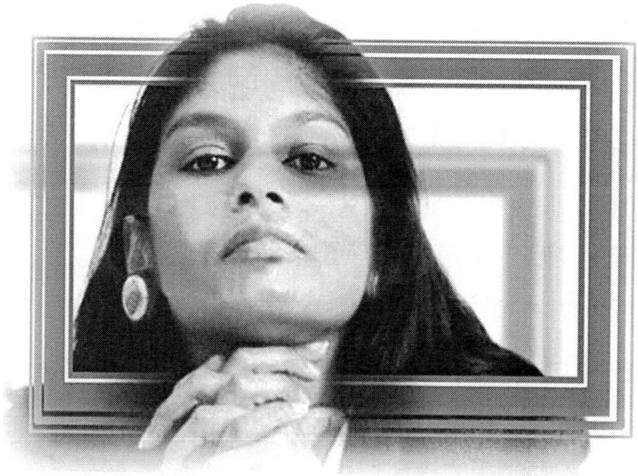

प्रोजेस्टेरोन बनना बन्द हो जाता है। इससे मासिक-स्राव की क्रिया धीमी हो जाती है और उसकी तारीख भी आगे-पीछे होती रहती है। फिर कुछ समय बाद डिम्बग्रन्थियों में इस्ट्रोजेन बनना भी बन्द हो जाता है, जिससे मासिक-स्राव बिल्कुल बन्द हो जाता है। यही मेनोपॉज है जिसके बाद भी अगले दो से पाँच वर्ष तक शरीर कई तरह के फेर-बदल से गुजरता है।

डिम्बग्रन्थियों के अवकाश ले लेने से शरीर में इस्ट्रोजेन और प्रोजेस्टेरोन का कुल निर्माण बहुत थोड़ा रह जाता है, जिसका पूरे शरीर पर असर पड़ता है। इस्ट्रोजेन के अभाव में पूरी प्रजनन प्रणाली के अंग सिकुड़कर छोटे हो जाते हैं। गर्भाशय और गर्भाशयग्रीवा के सिमटने का खुद को पता नहीं चलता, लेकिन योनि के सिमटने से शारीरिक संसर्ग में कठिनाई उपस्थित हो सकती है। आकार छोटा होने के साथ योनि की स्निग्धता भी कम हो जाती है और वह पहले की अपेक्षा शुष्क हो जाती है। उसकी सतही मोटाई भी घट जाती है। इन तब्दीलियों के कारण योनि-संक्रमण का जोखिम पहले से बढ़ जाता है।

हार्मोनल परिवर्तन का शारीरिक विन्यास पर भी स्पष्ट प्रभाव पड़ता है। स्तनों, नितम्बों और पेट पर चर्बी आ जाती है। स्तनों में ग्रन्थीय ऊत्तक पहले की बनिस्बत कम हो जाता है, लेकिन चर्बी बढ़ने से आकार बहुत छोटा नहीं होता। स्थूलकाय होने पर उनकी सुडौलता पहले से कुछ कम हो जाती है और उनमें ढलकाव आ जाता है। त्वचा में भी बदलाव आ जाता है। ठोड़ी और होंठों के आसपास बाल दिखने लग सकते हैं और त्वचा का लावण्य कुछ घट जाता है।

रक्तसंचार प्रणाली में भी कुछ परिवर्तन आ सकते हैं : रक्तचाप बढ़ सकता है, दिल की धड़कन तेज हो सकती

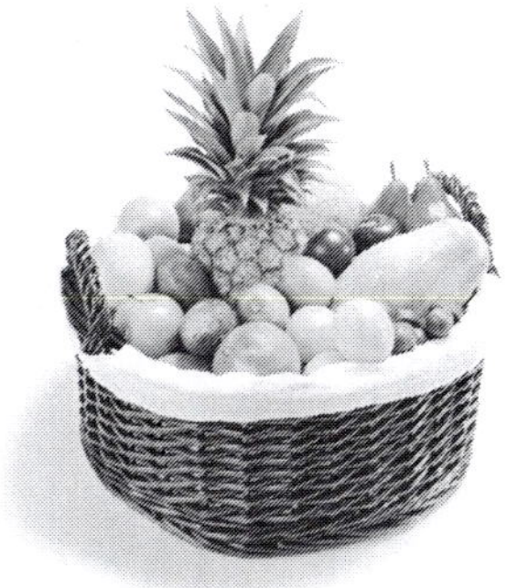

है और धड़कन में अनियमितता भी उपज सकती है। हड्डियों में भुरभुरापन (ओस्टिओपोरोसिस) आ जाता है, जिससे उनकी ताकत पहले से कम हो जाती है। लेकिन समुचित आहार, विटामिन डी और कैल्शियम लेते रहने, सैर और शारीरिक व्यायाम करते रहने तथा स्वास्थ्य के प्रति सजग रहने से हड्डियों की ताकत बचाई जा सकती है, जबकि असावधानी बरतने से हमेशा के लिए खतरा हो जाता है और जरा-सी चोट से हड्डी टूट सकती है। कूल्हे की हड्डी, रीढ़ और कलाई की चोट में यह खतरा अधिक होता है।

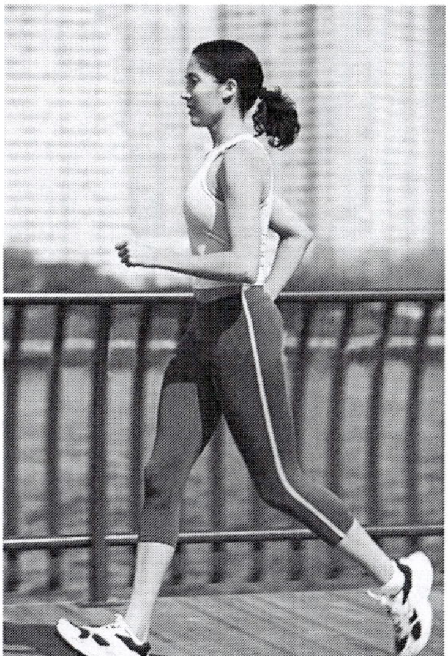

रजोनिवृत्ति की प्रथम अभिव्यक्ति मासिक धर्म में परिवर्तन आना है। प्रायः या तो मासिक धर्म में स्राव की मात्रा कम होती जाती है या महीना समय से न होकर देर से होने लगता है। यह क्रम कुछ महीनों तक इसी प्रकार बना रहता है जिसके बाद धीरे-धीरे मासिक धर्म आना बन्द हो जाता है। अगर छह महीने तक महीना न हो, तो यह इसका संकेत है कि रज से निवृत्ति हो गई। इसके बाद यदि योनि से रक्त-स्राव हो, तो उसे सामान्य मानना उचित नहीं है और उसके लिए स्त्रीरोगविशेषज्ञ को दिखाना निहायत जरूरी है।

कुछ स्त्रियों को एकदम अचानक भी मासिक धर्म से निवृत्ति मिल जाती है। इससे उन्हें घबराना नहीं चाहिए, हालाँकि यह शंका उठना स्वाभाविक है कि कहीं गर्भ तो नहीं ठहर गया। यह वहम इसलिए भी जोर मारता है कि

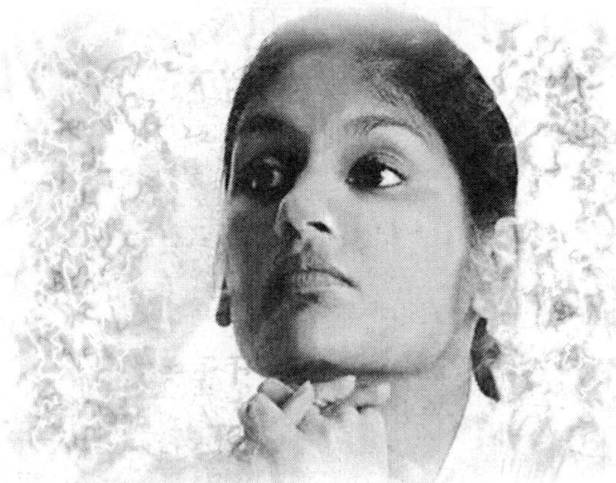

पेट पर चर्बी बढ़ने से पेट बढ़ता हुआ मालूम होता है। ऐसे में मन की आश्वस्ति के लिए डॉक्टर से बेझिझक परामर्श लेना ही मुनासिब होता है। आवश्यक होने पर वह अल्ट्रासाउंड करके सही स्थिति का पता लगा सकता है।

रजोनिवृत्ति काल में समय-समय पर अचानक चेहरे और गर्दन पर गरमाहट की लहर उठना सामान्य है। यह अनुभूति प्रायः दो मिनट तक रहती है, जिसके बाद शरीर अक्सर पसीने से तर-ब-तर हो जाता है। इस पर किसी का वश नहीं चलता और न ही मौसम का इस पर असर पड़ता है। कड़ाके की ठंड में भी यह अनुभूति हो सकती है। कुछ स्त्रियों को यह अनुभूति रात में इस कदर परेशान करती है कि नींद में खलल पड़ने लगती है। लेकिन अक्सर ही यह कष्ट समय के साथ खुद दूर हो जाता है; यदि यह बना रहे तो डॉक्टरी राय से दवा ली जा सकती है।

कई स्त्रियों की हाथों-पैरों में सूइयाँ-सी चुभती हुई मालूम होती हैं, कानों में घूँ-घूँ की आवाज सुनाई देती है और कुछ स्त्रियाँ मानसिक परेशानियों से घिर जाती हैं। छोटी-से-छोटी बात पर बेचैनी और घबराहट हो जाती है तथा मन का सन्तुलन बिगड़ जाता है। कइयों में असुरक्षा के भाव सघन हो जाते हैं, लगने लगता है कि घर में किसी को भी उसकी जरूरत नहीं और न ही किसी को उसका ध्यान है। इससे कुछ का मन डिप्रेशन में चला जाता है।

कुछ स्त्रियों का मन बिल्कुल असंयत हो जाता है और उन्हें जरा-जरा-सी बात पर गुस्सा आने लगता है, हर समय उन पर चिड़चिड़ापन सवार रहता है और वे कई बार राई का पहाड़ बना देती हैं, जिससे घर की शान्ति भंग हो जाती है।

इन मानसिक परेशानियों से मुक्त होने के लिए समझ से काम लेना होता है। इस वय-काल में पहुँचने तक बच्चे प्रायः बड़े हो जाते हैं और अपने ढंग से जिन्दगी जीना

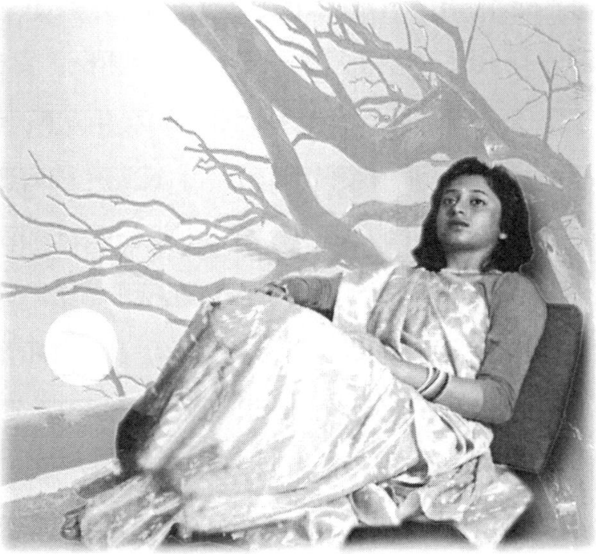

चाहते हैं। इसका यह अर्थ बिल्कुल नहीं होता कि उन्हें माँ की चिन्ता नहीं। भाग-दौड़ के इस जीवन में उनके पास समय की कमी होना स्वाभाविक है। इससे मन को बेवजह

छोटा नहीं करना चाहिए और सम्बन्धों में दरारें नहीं पैदा करनी चाहिए। समय के सदुपयोग के लिए घर-बाहर किसी रचनात्मक कार्य में हाथ बँटाने से मन स्वस्थ रहता है तथा सुख-सन्तोष प्राप्त होता है। ध्यान, धर्म, सामाजिक कार्य जीवन को आनन्द-विभोर कर सकते हैं।

परिवर्तन जीवन का नियम है। उससे बचने की कोशिश नासमझी है। शरीर में उम्र के साथ आ रही तब्दीलियों को सहजता के साथ स्वीकार करने में ही सुख है। लेकिन इसका यह अर्थ बिल्कुल नहीं है कि शरीर की देखभाल में ढील छोड़ी जाए या शारीरिक परेशानियों को नजरअन्दाज किया जाए।

रजोनिवृत्ति के बाद भी जीवन बिल्कुल सामान्य रूप से जिया जा सकता है। हार्मोनल परिवर्तनों के कारण कई स्त्रियों में कामेच्छा पहले की तुलना में बढ़ जाती है, जिसके प्रति मन में किसी प्रकार का पूर्वग्रह रखना ठीक नहीं होता। यौन-अंगों में परिवर्तन होने के बावजूद सहवास का सुख पूर्ववत् प्राप्त किया जा सकता है। यदि योनि में स्निग्धता की कमी के कारण कठिनाई मालूम हो, तो डॉक्टरी सलाह से हार्मोनल क्रीम या गोलियाँ लेकर समस्या बहुत आसानी से हल हो सकती है। हार्मोनल क्रीम के स्थानीय प्रयोग से योनि की संरचना बहुत कुछ पहले जैसी हो जाती है और स्त्री उन सम्भावित दुष्प्रभावों से भी बची

रहती है जो लम्बे समय तक हार्मोनल (इस्ट्रोजेनयुक्त) गोलियाँ लेने से हो सकते हैं।

अमेरिका में हुए अध्ययनों में पाया गया है कि वहाँ रजोनिवृत्ति के बाद अधिकांश स्त्रियाँ स्वस्थ यौन-जीवन का सुख पाती रहती हैं। कुछ को तो यह महसूस होता है कि उनका यौन-जीवन पहले की तुलना में अधिक आनन्ददायक हो गया है, क्योंकि अब न तो गर्भ ठहरने का डर रहता है और न कोई और फिक्र। सत्तर की उम्र में भी इसीलिए 65 से 70 प्रतिशत अमेरिकी स्त्रियाँ अपनी यौनसक्रियता बनाए रखती हैं।

भारत में स्थितियाँ इस समय शायद इससे बहुत फर्क होंगी, लेकिन शहरों में पारिवारिक ढाँचे में बदलाव आने के साथ मानसिक स्वतन्त्रता आना स्वाभाविक है। दांपत्य में यौन-सुख पति-पत्नी के सम्बन्धों को किस प्रकार दृढ़ बनाता है, वह किसी से छिपा नहीं है।

लेकिन रजोनिवृत्ति के प्रारम्भिक काल में यह सावधानी जरूरी है कि दम्पति सहवास-मिलन के समय उपयुक्त गर्भ-निरोधक साधन अवश्य अपनाए। जब तक रज बन्द हुए पूरा एक साल न बीत जाए, तब तक यह सुरक्षा बहुत जरूरी है।

रजोनिवृत्ति नारी जीवन की सहज और स्वाभाविक अवस्था है। उसे जीवन का सामान्य अंग मानकर चलने से

शरीर और मन परिवर्तन की इस वेला से बहुत जल्द सामंजस्य स्थापित कर लेता है। फिर भी यदि कोई मुश्किल महसूस हो, तो डॉक्टर से राय लेने में हिचकिचाना नहीं चाहिए। थोड़े समय तक उसकी सलाह के अनुसार हार्मोनल दवा लेने से शरीर आसानी से बदली हुई परिस्थितियों के अनुरूप ढल जाता है।

●●●

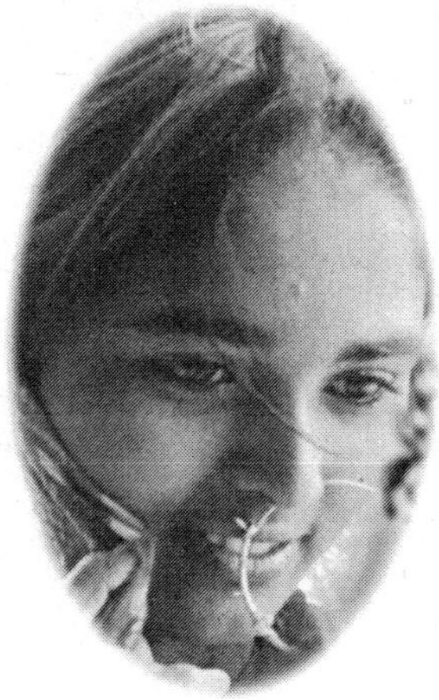